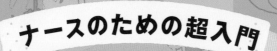

ナースのための超入門

頭・胸・腹

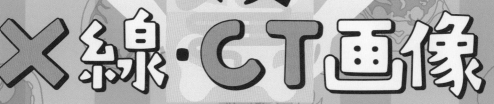

X線・CT画像

に挑戦！

著 **山田 直樹**

福井大学医学部附属病院 救急総合診療部 助教

MC メディカ出版

JN014952

はじめに

本書を手に取ってくれて、ありがとうございます。

本書の企画は、私の上司の林 寛之先生からのパスを、いつも「はい」か「Yes」で受け取ってしまう悪い癖で始まりました。初めての執筆に加え、超マイペースなのも手伝って時間がかかっちゃいました (言い訳)。

看護師さんの国家試験には画像の所見を読むことは出なかったかもしれないけれど、臨床では余分なことと思わないで、今ある知識に肉付けしていくイメージでいようね。病気や怪我のイメージが豊かになると思うよ。きっと日々のケアはもちろん、医師と同席しているインフォームドコンセントの時、病棟や手術場での申し送りの時、患者さんや家族から質問を受けた時に、大きな助けになってくれるはず！

せっかく作ったので、この本が、読者の方の「知りたい！」を満たし、「わかった！」を増やし、みなさんが、家族や友達に「話したい！」なんて思ってくれたら、著者として最高の喜びです。ここ3年は、みんな、コロナで大変でしたね。嫌な思いや辛い思いをされた人も多いのではと思います。そんな中、看護師さんたちは、いつも一緒に、患者さんやその家族の診療に携わってくれて、本当に感謝しています。今後も一緒に、Patient first で仕事しようね (照)。

同じ部署の田中友規先生には、画像の選択についてたくさん協力してもらいました。これからも頼りにしているよ。また、福井名物、秋〇でお腹いっぱい焼き鳥食べようね (安)。

メディカ出版の石上さんには、いつもメールで叱咤激励 (リマインド！) してもらって、なんとか本を世に出せることになりました (嬉)。私や私の後輩が、今後、お世話になることがあると思います。またサポートをよろしくお願いします (懲り懲り？)。

なんだか、みんな家族へのメッセージを載せるので (恥)。

"お父さんのことみんなでバカにするけれど、大好きだよ" (長男手紙)

　→最高の褒め言葉じゃん！ (やっぱりバカにされてたんだ！？)

"裏で頑張っているのはわかっているよ" (次男手紙)

　→ちゃんと見ててくれたんだ！ (裏よりもかげで頑張るかな！？　裏でって、悪いことしてるみたい…)。

最後に、うちのかあちゃん (妻) は、最高です！　いつも Thank you ！！

ボクもまだまだ夜勤も頑張れる (筈)

2023 年 8 月

福井大学医学部附属病院 救急総合診療部 助教

山田直樹

目 次 / CONTENTS

Chapter3　胸部X線・CT

Chapter4　腹部 X 線・CT

目　次

Chapter 1

画像の見かた

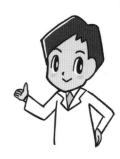

- ☑ 1. CTは輪切り
- ☑ 2. 左右を比べる
- ☑ 3. 骨は白、
  造影剤は白
  （ちょっと骨とは違った見え方）

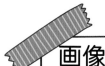

画像総論

① 右と左

やっほー！　みんな元気？　いや、テンションわかんないって？　ついてきて——。ただでさえ業務が忙しいのに、画像まで勉強したいなんて、なんて変態、いや熱心なんだ！　感心、感心。惚れちゃうぜぃ！
病棟での申し送りやドクターとのやり取りがスムーズにできるようになっちゃおう！
えっ、ドクターの見逃し所見まで拾うつもりって？　こりゃ参った！

X線、CTにしても、どちらも**向かって右が患者さんの左**、**向かって左が患者さんの右**、あべこべなんだよね。
診察しても向かって右が患者さんにとっては左、向かって左は患者さんの右。
診察するときも画像を読むときも左右はあべこべなんだ。

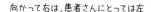

向かって右は、患者さんにとっては左

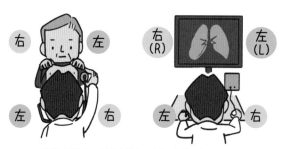

診察するときも画像を読むときも、左右はあべこべ

みんなも血圧測定や採血、静脈路確保をするときに、右や左を間違えたりしそうになると思うけれど気を付けてね（手術後、麻痺側、透析のシャントなど）。かくいう、僕もカルテに記載するときやCTのオーダーするときによく間違えちゃったり、いまだにするんだよね…。放射線科の先生、すみません。
撮影してくれた画像には必ず、向かって右に"**L（左）**"、向かって左に"**R（右）**"とラベルを付けてくれているんだよ。知ってた？

これからいろいろな画像を見ていくんだけれど、このあとの**正常画像（p.5〜13）を知っておくことはもちろん、右と左を比べることはとても有意義**だと思っているよ。

僕が研修医1年目のとき〇〇科のスタッフ医師から、

「私は〇〇科で、頭部や胸部なんて見ることが少ないから画像読むのが苦手でね。だから必ず左右を比べるし、前の画像と比べているよ」

って言われたことがあって、僕が若くて素直だったからかもしれないけれど（!?）、いまだに記憶に残っているエピソードなんだ。

僕も放射線科の医師ではないから読影は専門外、でも臨床情報は持っているし、**いつも左右を比べる**、**前の画像と比べる**という意識さえ忘れなければ、大間違いはしないはず！

（画像とは違うけれど、心電図や検査の値も、以前のものと比べようね）

経験豊かな放射線技師さんや看護師さんは若い医師に「先生、前の画像ってあるんですか？」って聞いてくれるよ！

そんなスーパーナースになってほしいな。

② CT 大国ニッポン、CT は輪切り

CT は略語なんだよね〜。知ってた？　Computed tomography といってコンピュータ断層像というのが正式な名称だよ。おっと、眠気が襲ってきたって？　横文字見るとダメなんだね…。僕も英語の文献読んでいたら、眠たくなっちゃうんだけどね。

とにかく輪切りの写真を、作れちゃうんだ！　すごいよね。もちろん、身体の外側からね。被曝の問題はもちろんあるし、また、技師さんや放射線科の先生の仕事は莫大に増えてしまったけれど、確実に医療の現場を変えた大発明だよね。

そんな大発明だから、医療業界の BC といったら Before CT、AC といったら After CT と言われるくらいなんだ（本当は BC：Before Christ 紀元前、AC：After Christ 紀元後）。

じゃあ、CT の原理を説明しよう！　っていやいや、そこまでは知らなくていいよね。イメージとしては下の図のような感じ。**輪切りの写真を患者さんの足元から見ている**って言ったらわかる？

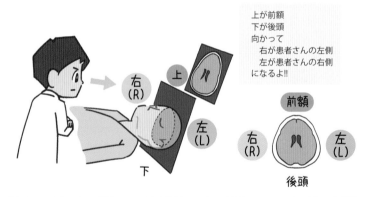

今では輪切りだけではなく、横切り（専門的には冠状断っていうよ）や縦切り（専門的には矢状断っていうよ）なんかもできてしまうんだ！

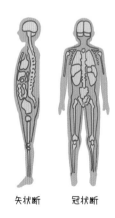

矢状断　　冠状断

頭部 CT 正常画像例

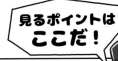

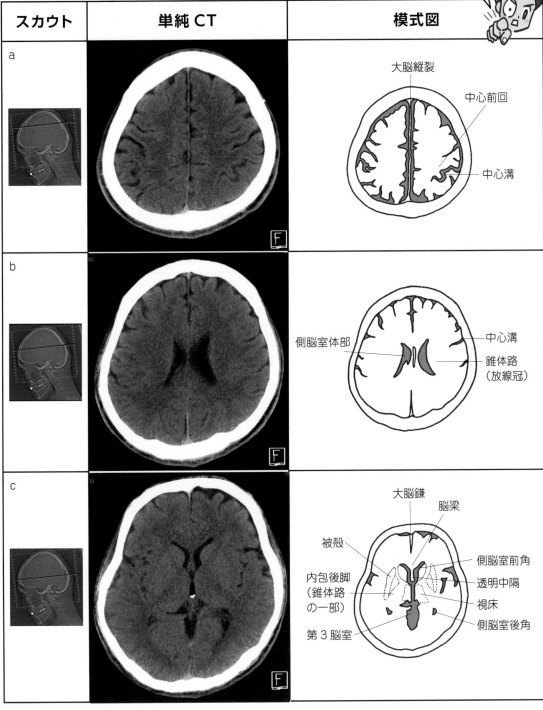

スカウト	単純 CT	模式図

a — 大脳縦裂／中心前回／中心溝

b — 側脳室体部／中心溝／錐体路（放線冠）

c — 大脳鎌／脳梁／被殻／内包後脚（錐体路の一部）／第3脳室／側脳室前角／透明中隔／視床／側脳室後角

※スカウトについては、p.16 参照。

頭部 CT 正常画像例

見るポイントは**ここだ！**

スカウト	単純 CT	模式図
d		シルビウス裂 鞍上槽 錐体路 脳槽 中脳 中脳水道
e		前頭洞 脳槽 脳底動脈 小脳橋角槽 橋 第4脳室 小脳
f		眼球 篩骨洞 延髄 第4脳室 乳突蜂巣 小脳 小脳扁桃

胸部 CT 正常画像例

見るポイントは
ここだ！

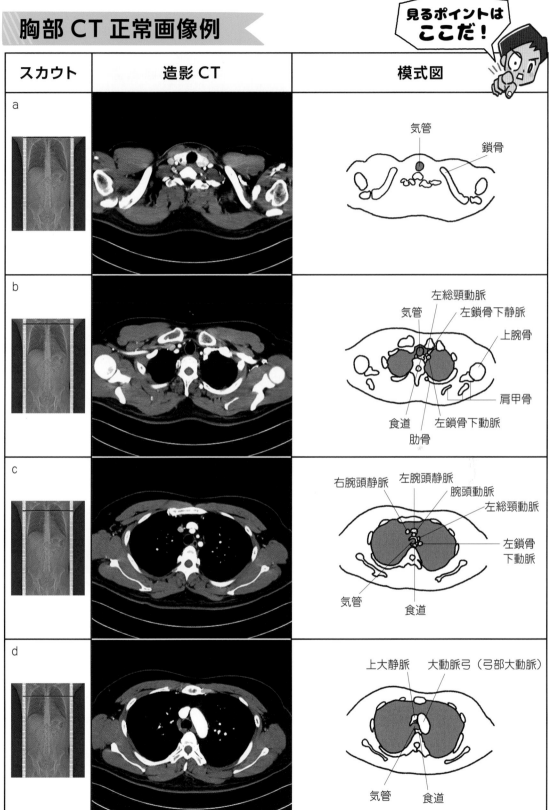

スカウト	造影 CT	模式図
a		気管／鎖骨
b		左総頸動脈／気管／左鎖骨下静脈／上腕骨／肩甲骨／食道／左鎖骨下動脈／肋骨
c		右腕頭静脈／左腕頭静脈／腕頭動脈／左総頸動脈／左鎖骨下動脈／気管／食道
d		上大静脈／大動脈弓（弓部大動脈）／気管／食道

7

胸部 CT 正常画像例

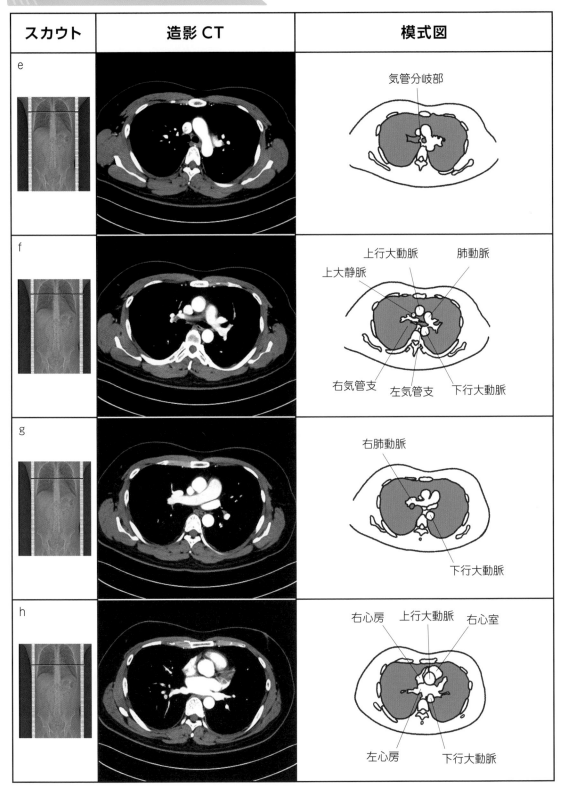

スカウト	造影 CT	模式図

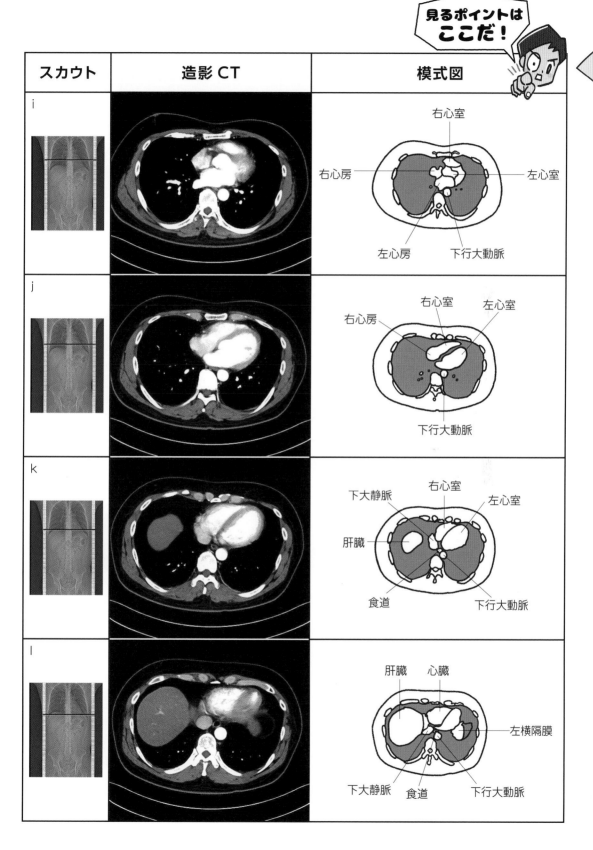

スカウト	造影 CT	模式図
i		右心室 / 右心房 / 左心室 / 左心房 / 下行大動脈
j		右心室 / 左心室 / 右心房 / 下行大動脈
k		下大静脈 / 右心室 / 左心室 / 肝臓 / 食道 / 下行大動脈
l		肝臓 / 心臓 / 左横隔膜 / 下大静脈 / 食道 / 下行大動脈

9

腹部 CT 正常画像例

スカウト	造影 CT	模式図

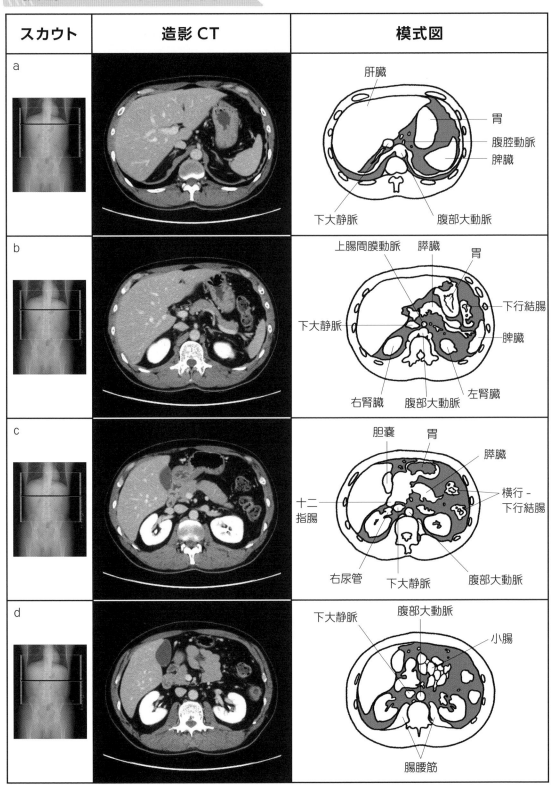

見るポイントは
ここだ！

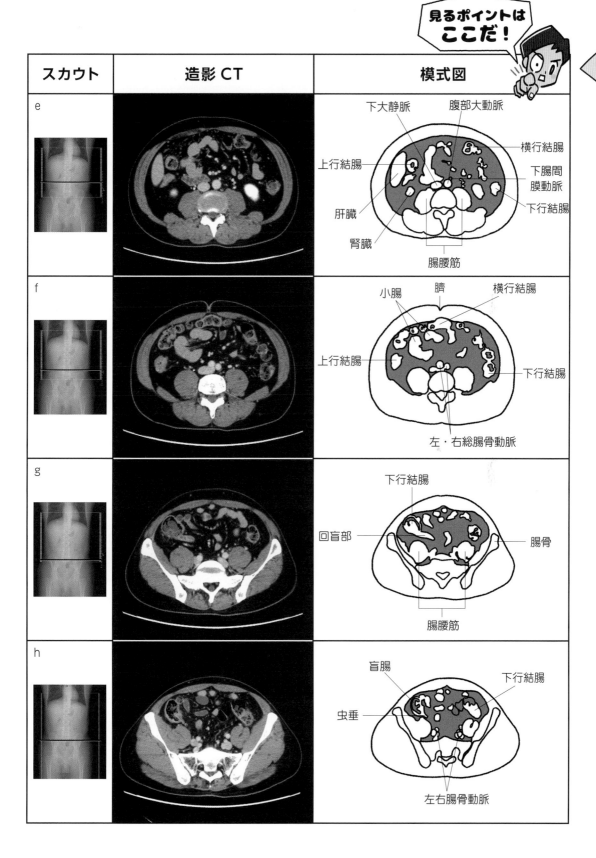

スカウト	造影CT	模式図
e		下大静脈　腹部大動脈　横行結腸 上行結腸　下腸間膜動脈　下行結腸 肝臓 腎臓 腸腰筋
f		小腸　臍　横行結腸 上行結腸　下行結腸 左・右総腸骨動脈
g		下行結腸 回盲部　腸骨 腸腰筋
h		盲腸　下行結腸 虫垂 左右腸骨動脈

腹部 CT 正常画像例

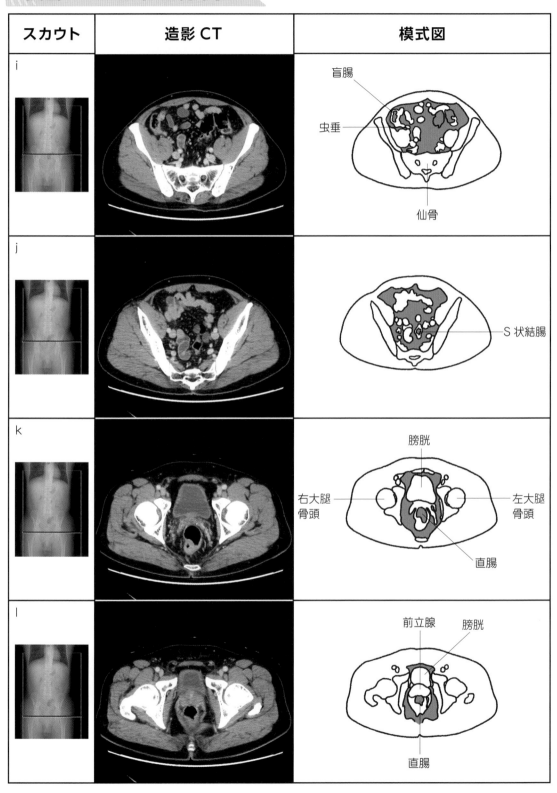

スカウト	造影 CT	模式図

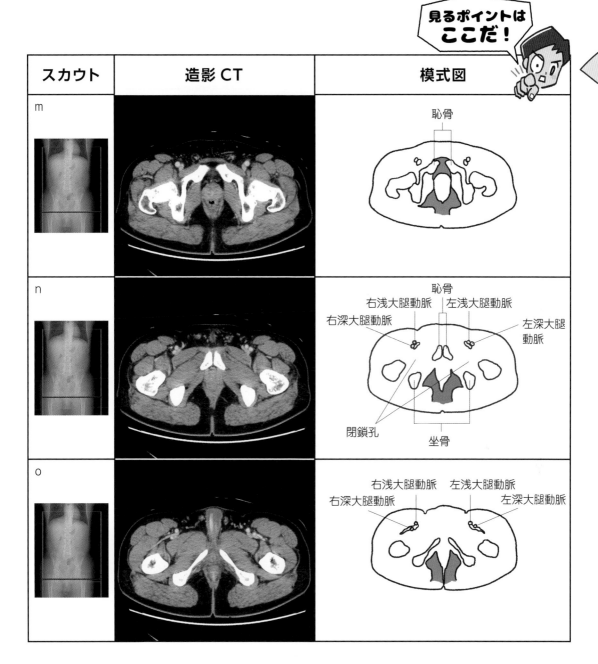

見るポイントは **ここだ！**

スカウト	造影CT	模式図

n の模式図ラベル： 恥骨／右浅大腿動脈／左浅大腿動脈／右深大腿動脈／左深大腿動脈／閉鎖孔／坐骨

o の模式図ラベル： 右浅大腿動脈／左浅大腿動脈／右深大腿動脈／左深大腿動脈

13

Chapter

2

頭部CT
Head CT

☑ 1. 左右を比べる

☑ 2. 出血は白（金属もちょっと見え方が違う）

☑ 3. 外傷時は骨条件も忘れずcheck！

頭部 CT 総論

① 頭部 CT 画像：脳天から下へ　頭部は左右対称が売り！

最初はみんなが苦手な頭部 CT だ。

左右対称で左と右を比較することがとても有意義な臓器だよね！（p.4 参照）

でも、頭の中の解剖の名前はなじみがなくってちょっと大変なんだ。

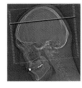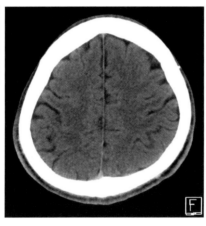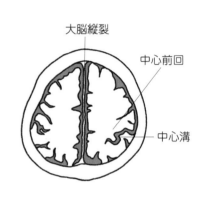

脳のてっぺんのほうの写真だよ。

ほぼ左右対称だよね。

脳みそにしわがあるっていうのも納得だよね。

輪切りの写真をメインに考えよう。

どこで輪切りの写真を作ったのかがわかるように、左上に横顔のような写真があるよね（スカウトというよ）。その白線部分（本書では赤線で示す）での輪切りだよ。

CT 画像の周りの白いところは頭蓋骨ね。

骨は CT では白く写るよ！（白く写ったものが全部骨というわけではないところは注意！）

灰色のところがいわゆる「脳みそ」ね。

ここに見えているのは脳みその親玉の**"大脳"**という部分だよ。

これは覚えられるよね!?

頭部 CT はとにかく左右対称なんだ。きれいな線対称を味わおう（ちょっと芸術的）！

名前は無理だったらいいんだけど、**中心溝**とその前の**中心前回**というのを出しておくね。

ここはサラッとでいいんだ。もちろん左にも右にもあるからね。

じゃあ、なんで出すんだって？

中心前回には運動をつかさどる神経が存在しているんだ。ここからさまざまな指令が出されるんだよ。だから大事なんだ。

○━┳ Keyとなる解剖知識

1．大脳
2．頭蓋骨（CTで白）
3．中心溝と中心前回（運動をつかさどる神経の存在）

② 頭部 CT 画像：脳みその中には部屋もあるって？

少しずつ、断面を足元のほうにずらしていこうね（尾側（びそく）っていうとかっこいい）。
ご褒美（ほうび）のコーヒー（飲めない人は紅茶ね、おっとビールは早いぜ）とチョコレート（だれ
だ!?　柿ピーの袋開けてるのは！）を用意して Let's try！

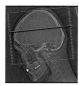
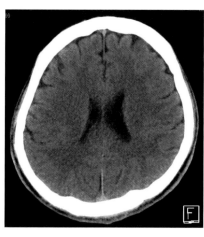
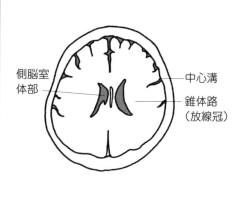

脳みその灰色の中に左右対称の黒い長細いところが出てきたね。これを**側脳室**っていうよ。
ほかにも第 3 脳室や第 4 脳室なんて出てくるからね。なんでここを第 1 脳室って名付け
ないんだ！って言っていても仕方がないので、覚えてしまおう。
黒い色は脳脊髄液といって水だよ（ほかにも**脂肪や空気も黒**く写っているんだけどね）。
また p.16 の中心前回の運動神経が通るところは**錐体路**（すいたいろ）（この位置では**放線冠**ともいう）
っていう名前がついているよ。こいつは覚えておいてほしいな！　運動路って名前でいい
じゃんと思うのは君だけじゃないはず。脳神経解剖、恨（うら）むぜ…。

🔑 Keyとなる解剖知識

1．大脳
2．側脳室（脳脊髄液が入っている：CT では黒いよ）
3．錐体路（この位置では放線冠）

③ 頭部 CT 画像：ダー○ベー○ー襲来

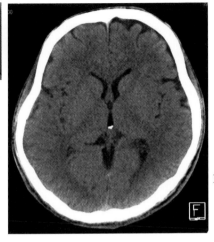
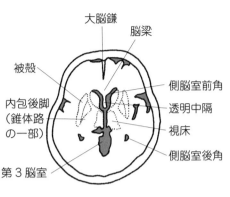

大脳鎌　脳梁
被殻
内包後脚
（錐体路
の一部）
側脳室前角
透明中隔
視床
側脳室後角
第3脳室

このスライスは恐るべし！　覚悟してね！　ウォー○マ○、いやダー○ベー○ーがいるように見えるよ!?　顔に見えない？

大きい**灰色は大脳**という部分だったね。この中が複雑だけど、この本で出てくる名前だけでも復習しよう。まずは**基底核**（これも新しい言葉だね）といわれるものを2つ紹介するね。

被殻（「ひかく」と読むよ）と**視床**（「ししょう」と読むよ）だね。位置を確認しておこう。少し色が違うのがわかるかな？　本当はまだほかにもあるんだけれど、思い切って省略!!（拍手）

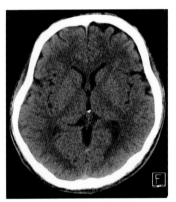

次に被殻と視床の間の**内包後脚**（ないほうこうきゃく）に注目！　なんでこんな地味なところって？　ほとんどわからないじゃん!?　どうして重要かというと、錐体路（運動の神経の通り道だったね）の通り道なんだ！　ずっと頭のてっぺんの方からつながっているんだね。結構狭いと思わない？

最後にはダー○ベー○ーの目に相当する部分だ！　ここは**側脳室前角**（p.18の側脳室の前の方）、鼻筋にあたるのが**第3脳室**（第1、第2はないんだよ）、ちょび髭（ダー○ベー○ーにはないって!?）にあたるのが**側脳室後角**（側脳室の後ろの方）だ。

黒く抜けている脳室は**目、鼻、ヒゲ**って覚えてしまおう！

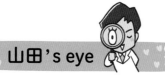Keyとなる解剖知識

1．被殻（基底核のひとつ）
2．視床（基底核のひとつ）
3．錐体路（この位置では内包後脚）

Keyとなる解剖知識

1．側脳室前角
2．側脳室後角
3．第3脳室

山田's eye

『脳 室』

脳の解剖はあまり中学高校では習わないから、難しいよね。脳室は脳脊髄液を産生するところなんだ。よく脳は豆腐にたとえられるけれど、豆腐の周りの水が脳脊髄液なんだ。

部屋は全部で4つだよ。側脳室が左右に1つずつ（計2つ）、中央に第3脳室、第4脳室とあるよ。作られた脳脊髄液はくも膜下腔と接続していて循環しているんだ。

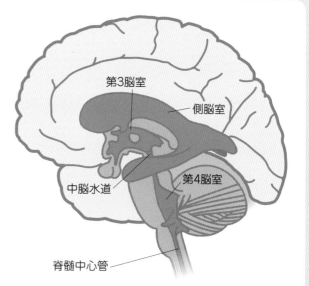

高安武志. "脳室". かんテキ脳神経. 岡崎貴仁ほか編. メディカ出版, 2019, 14-5.

臨床で知っておきたいのは、この循環が出血、腫瘍、感染で悪くなると、水頭症を起こして、頭痛がしたり、意識が悪くなったりするよ。

また、腰椎穿刺や腰椎麻酔では腰椎の間から、針を刺して感染症を診断したり、麻酔薬を注入しているよ。見たことあるかな？

④ 頭部 CT 画像：チュー脳にはミッ〇ーマウ〇

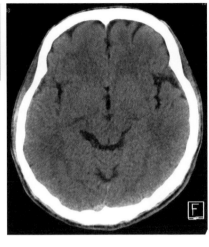

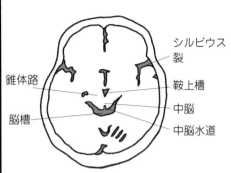

シルビウス裂
錐体路
鞍上槽
脳槽
中脳
中脳水道

続いては、脳幹という部分（橋・中脳）が出てきたね。**延髄と橋と中脳で脳幹**っていう名前がついているよ。この名前は知っておいてもいいかも。ど真ん中の「幹」っていう感じするよね。

その第 1 弾。中脳だよ。

中脳（チュー脳）にはみんな大好きミッ〇ーマウ〇がいるんだ（チューチュー）。ほら両耳がかわいらしく見えてくるでしょ!?　この周りも黒く抜けているよね（正確には**脳槽**というけれど、ま、いっか）。脳脊髄液が満たされているんだ。ここが黒く抜けていることは覚えておいてね！

ミッ〇ーマウ〇の耳の部分なんだけれど、ここは p.18 でも出てきた錐体路っていう運動をつかさどる神経の通り道なんだ。

また中脳の中には**中脳水道**という通り道があるよ（こっちはミッ〇ーマウ〇の鼻に見えない？）。また p.20 『脳室』に寄り道して、確認しよう！

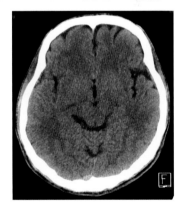

○──π Keyとなる解剖知識

1．中脳（ミッ〇ーマウ〇の耳）

2．中脳水道（ミッ〇ーマウ〇の鼻）

3．脳槽（脳脊髄液は黒）

⑤　頭部 CT 画像：橋の上には星がきれい！　黒光り！

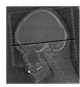
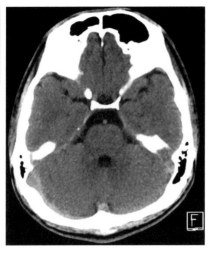
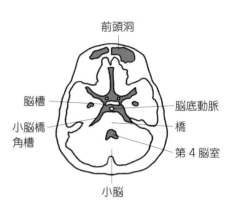

脳幹シリーズ第2弾は**橋**だよ。「はし」って読まないでね。「きょう」って読むよ。

後ろには**小脳**があるね（画像上は下といったほうがいいのかな？）。これで大中小そろったね！　ポテトじゃないよ。脳のことね。残念ながら英語では、Small 脳、Medium 脳、Large 脳ではないんだよ…。

このスライスでは黒いところに注目〜。橋と小脳の間には脳室の最後の刺客、**第4脳室**があるね。脳室はてっぺんの方から（頭側というとかっこいい）側脳室（左右にあって、前角・後角という呼び名もあったね）、左右が集まって中央に第3脳室、中脳水道を通って、第4脳室へ。ここが行き止まりだと大変だよね。ここから脊髄、脳の周りにつながっているよ。イメージつくかな？　p.20『脳室』に寄り道だ。

　橋の上には星形の黒く抜けたところがあるね。星に見えないって？　ヒトデ？　まあ、ヒトデでもいいんだけどね。p.21 でもあったように、ここも**脳槽**といって、脳脊髄液が満たされているんだ。脳室の中で作られた脳脊髄液は、最後外に出て脊髄や脳の周りを満たしているんだったね。だから黒い星なんだ。

🔑 **Key**となる解剖知識

1．橋（きょう）
2．小脳
3．第4脳室（脳室はこれが最後）

⑥ 頭部 CT 画像：延髄で左右チェーンジ！

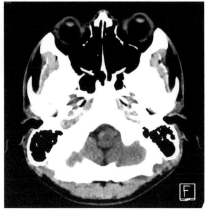
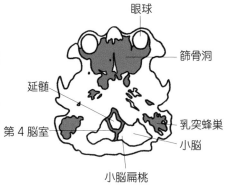

眼球

筋骨洞

延髄

第4脳室

乳突蜂巣

小脳

小脳扁桃

目玉はわかりやすいよね。いよいよ最終章だね。がんばったね。

脳幹の最後の刺客、**延髄**（延髄切りっていっても通じない世代だよね…。首の後ろを激しく蹴飛ばすプロレス技なんだよ）の位置だね。小脳ももう少ししか見えない。これから尾側は脊髄になるんだよ。

これで頭部 CT は卒業！

p.25 からは卒業試験（クイズ）が待ってるぜぃ。チャレンジしてみてね。

錐体路（＝運動をつかさどる神経の通り道）は大事だから次のページで復習しておこうね（p.18 も参照）。頭の右の指令は体の左をつかさどっているのがわかるよね。**延髄っていう脳幹から脊髄へ変わるところで、右の神経は左へ、左の神経は右へ方向転換する**んだ‼
ややこしい！

患者さんでも何となくこのことを知っている人は多いよね…。こんな理由なんだね！
シェーマで確認しておこう。

○━╦ Keyとなる解剖知識

1．延髄（脳幹最後の刺客）

2．小脳

3．錐体路は最後に左右チェ ── ンジ！

山田's eye

『錐体路』

中心前回の大脳皮質の神経細胞から、命令が出される内包（後脚）を通って、中脳の大脳脚（CT ではミッ〇ーマウ〇の耳に見えたね）、橋、延髄と下りてきたところで、なんと**錐体交叉**というところで**クロス**するんだ!!（右→左、左→右）だから右の脳の障害で左の麻痺が出て、左の脳の障害で右の麻痺が出るんだ!!

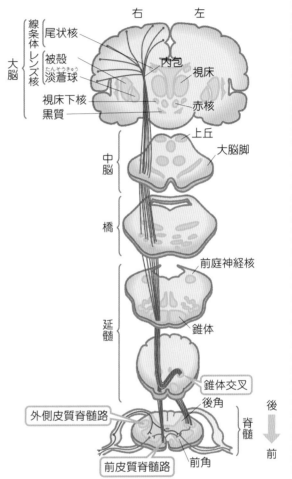

金谷雄平．"錐体路と錐体外路"．かんテキ脳神経．岡崎貴仁ほか編．メディカ出版，2019，56．

クイズ頭部 CT 画像：習った名前のおさらいだ！

このページと次と次のページは連続で見ていこうね。選択や穴埋め問題になっているよ。
今まで習ったことで解けるようになっているからね。懐かしの「く〇ん式」、いや、やっててよかった山田式！　わからなかったら参考ページに戻って確認しよう。

答えは p.66

第1問

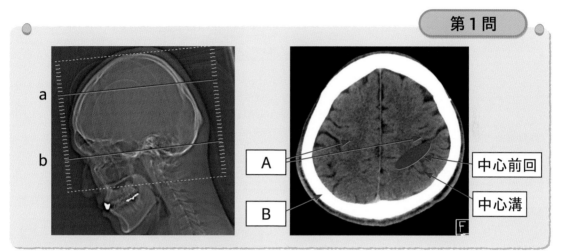

参考 p.16

①右の輪切りの画像を見て、スカウトはａとｂどっちのスライスかな？　正しいほうを選んでね。

② A、Bにあてはまる用語を書いてみよう。A（　　　　　　　　　　）B（　　　　　　　　　）

③次の文章のａとｂから正しいほうを選んでね。

　中心溝の前方にある中心前回には（a. 運動、b. 感覚）の神経が集まっている。

第2問

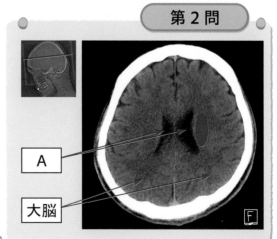

①Aにあてはまる用語を書いてみよう。

　A（　　　　　　　　　　）

②次の文章のａとｂから正しいほうを選んでね。
　Aの中には（a. 血液、b. 脳脊髄液）が流れている。

③次の文章のａとｂから正しいほうを選んでね。
　赤い網掛け部分は運動神経の通り道（a. 錐体路（放線冠）、b. 大脳路）である。

参考 p.18

① A、B、C にあてはまる用語を書い
　てみよう。

　A（　　　　　　　　　）

　B（　　　　　　　　　）

　C（　　　　　　　　　）

② D、E、F にあてはまる用語を書いて
　みよう。

　D（　　　　　　　　　）

　E（　　　　　　　　　）

　F（　　　　　　　　　）

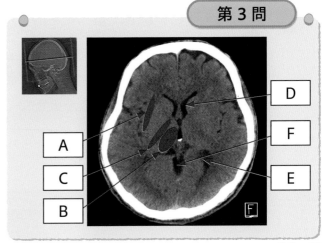

第 3 問

参考 p.19

③次の（　）に A〜F の中から正しいものを 1 つ選んでね。

　運動神経が通るところ（錐体路）は（　　　）。

① A、B にあてはまる用語を書いてみよう。

　A（　　　　　　　　　）

　B（　　　　　　　　　）

②次の文章の a と b から正しいほうを選んでね。

　運動神経が通る（錐体路）場所はミッ〇ーマ
　ウ〇の（a. 耳、b. 鼻）部分である。

③次の文章の a と b から正しいほうを選んでね。

　B と呼ばれる部分は（a. 脳脊髄液、b. 血液）
　があり、CT では（a. 白い、b. 黒い）。

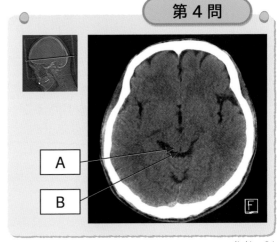

第 4 問

参考 p.21

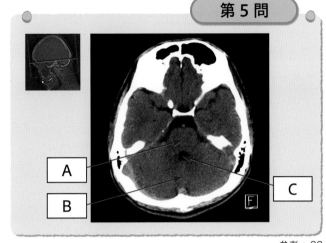

① A、B、C にあてはまる用語を書いてみよう。

A（　　　　　　　）

B（　　　　　　　）

C（　　　　　　　）

② 次の文章の a と b から正しいほうを選んでね。

脳槽と呼ばれる部分は（a. 血液、b. 脳脊髄液）で満たされ、（a. 白い、b. 黒い）。

参考 p.22

③ 次の（　）に A〜C の中から正しいものを 1 つ選んでね。

脳脊髄液は側脳室→中脳水道→第 3 脳室→（　　　）→脳脊髄の外側へ

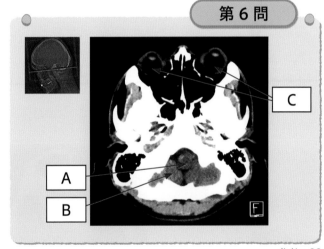

① A、B、C にあてはまる用語を書いてみよう。

A（　　　　　　　）

B（　　　　　　　）

C（　　　　　　　）

② 次の文章の a と b から正しいほうを選んでね。

運動神経の通路である錐体路は（a. 延髄、b. 橋）で左右（a. 交叉する、b. 交叉しない）。

参考 p.23

③ 次の文章の a と b から正しいほうを選んでね。

せっかくここまで勉強したので（a. 山田式、b. く○ん式）について行っちゃう！

頭部CT総論

27

くも膜下出血

 ① 頭が痛くて死ぬ病気の大本命！　頭の中の白い星を探せ！

80 代女性、頭痛と嘔気がして掃除中に倒れた。

発見時はいびきをかいていて、発汗著明。

一緒に作業していた家族が救急要請。

来院時のバイタル：血圧 160/100mmHg、脈拍 80/ 分、神経学的所見 GCS E1V1M4、粗大な麻痺不明

頭を打った時に、頭の外に星が飛んでいるのはマンガのお約束。

だけど、頭の中に星が見えたら、それは**くも膜下出血（SAH）**！

頭痛で死ぬ病気の大本命なんだ。

看護師さんの国家試験でも扱われているけれど（2017 年度看護師国家試験 午後 94〜96問）、画像を見たことはなかったかな？

正常と比べると本来黒く抜けているところが、白く染まっているね。

並べたら一目瞭然！

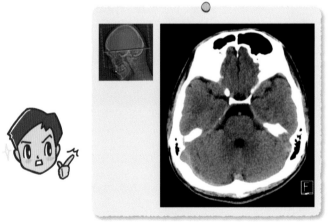
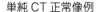
単純 CT 正常像例

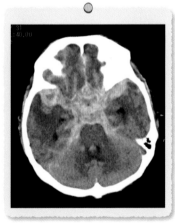
来院時単純 CT

くも膜下出血は脳動脈瘤破裂が原因のことが多いよ。

ちょっと見てみようね。

左と右を比べるとわかるかな？

くも膜下出血が見つかると、救急医や脳神経外科医がすることは「重症度判定」、「原因検索」、「治療」なんだ。

原因検索をするのに一般的なのが、**脳血管造影**だけど、CT アンギオ（CTA）といって造影剤を用いた検査で動脈瘤（血管のこぶ）を見つけにいくんだ！

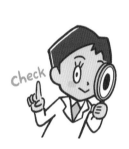

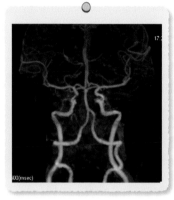

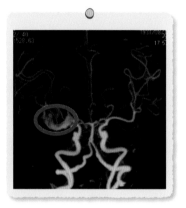

CTA 正常像例　　　　　　　　　脳動脈瘤

右内頸 – 後大脳動脈

動脈瘤の位置の解剖は難しいかもしれないけれどね…。

脳外の先生はこのこぶにクリップをかけたり（手術室で開頭します）、こぶの中にコイルを入れたり（アンギオ室で開頭せずにします）して、さらなる出血を防ぐ手術をするよ。

僕ら救急の現場では点滴して血圧を下げて、再出血を防ぐ努力をするよ。

24 時間以内に再出血することが多く、再出血すると死亡率がアゲアゲ↗↗なんだ。

慌てずに静かに（刺激は厳禁）、急げ!!

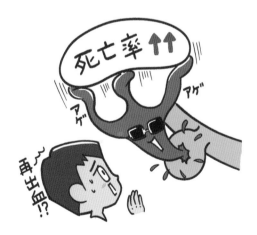

CTA は脳血管造影 CT angiography
のことで、造影剤を点滴しながら
CT を受けると、脳の血管が立体的
に描出される検査だよ。

② 頭痛で来院した患者さんが急変！

40 代男性、夜中にスマホをいじっていたら、突然ブチッという音がして頭痛がした。

2 時間後に自家用車で来院。

研修医が問診していると頭痛の増悪と吐き気を訴え、意識もうろうとなった…。

来院時のバイタル：意識清明（最初は）、血圧 120/80mmHg、脈拍 66/ 分、体温 36.3℃

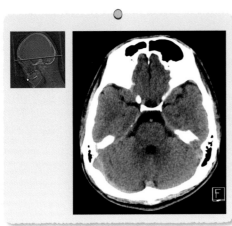
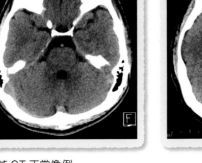
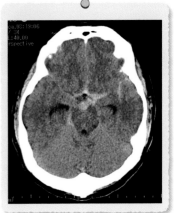

単純 CT 正常像例　　　　　　　　　　来院時単純 CT

歩いて病院に来るくも膜下出血の患者さんもいるんだよ。

みんな超激痛で救急車で意識悪い！だったらわかりやすいけどね。

しかも、この患者さんは夜中に…研修医の目の前で意識が悪くなったみたい。

こわーい（汗）。

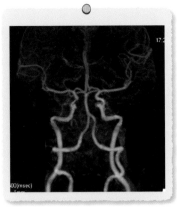
CTA 正常像例

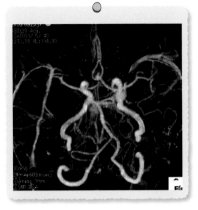
来院時 CTA

動脈瘤がどこにあるかわかるかな？
正常画像と比べてみよう！
「ここだっ！」というところに丸を付けてみよう！

答えはここ。

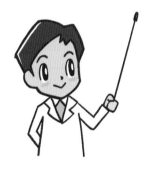

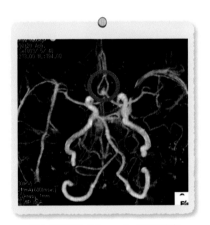
前交通動脈（Acom）の動脈瘤

難しいよね。
ここまではわからなくても
良いよ。
動脈瘤を探しにいくことを
おさえておこう！

脳血管のコブといっても人によって血管の
曲がり方も違うから、コブか曲がっている
のかわかりにくいよね。脳外の先生や放
射線の先生以外は難しいこともたくさんあ
るよ〜。p.33 に示した「できやすいところ」
をチェックするだけでもいい〜。

③　くも膜下出血ファイナル

80 代女性、夫と会話中に突然のこめかみ痛を訴え、そのまま意識をなくしたため、救急搬送。
来院時のバイタル：血圧 200/110mmHg、GCS E1V1M4、瞳孔 5mm/5mm、対光反射－／
－、SpO₂ 100%（8L）、体温 36.4℃

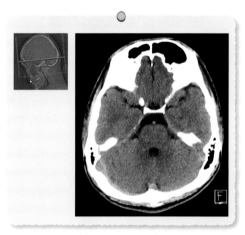

単純 CT 正常像例

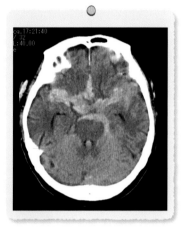

来院時単純 CT

もう、くも膜下出血の画像は見慣れてきたかな？
次にすることは、動脈瘤探しだったね。
「ここだっ！」というところに丸を付けてみよう！

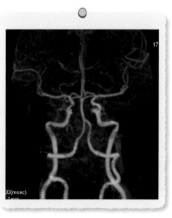

CTA 正常像例

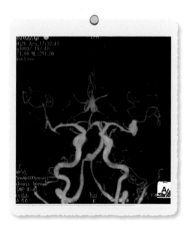

来院時 CTA

答えはここ。

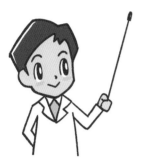

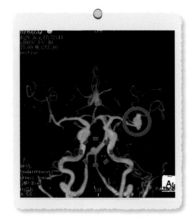

中大脳動脈（実線）と脳底動脈（破線）の動脈瘤

脳血管のコブは
1個とは限らない
から難しいね！

2 つ見つけられたかな？

動脈瘤の位置なんだけれど、最初の症例①は **IC-PC（内頸動脈 - 後大脳動脈）**、症例②は
Acom（前交通動脈）、この症例③は **MCA（中大脳動脈）** なんだ。
基本的に動脈瘤はどこにでもできるのだけれど、この 3 つはとても多いよ！

そして、症例②と症例③は手術した後の写真もあるから合わせて見ておこうね。

症例②

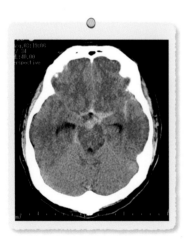

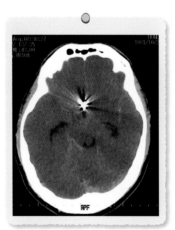

術前単純 CT　　　　　　　　前交通動脈瘤術後（血管内治療）

症例③

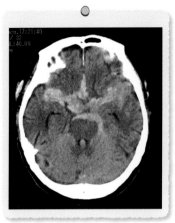

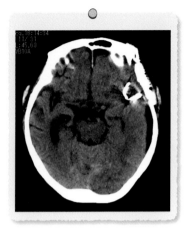

術前単純 CT 　　　　　　　　　　　左中大脳動脈術後（開頭術）

症例②は**血管内治療**といって頭を開けたりはしていないんだ。

キラッと光っている（コイル）のがわかるかな？

症例③は開頭手術をしているね。

骨に手術のあとがあるのがわかるかな？

動脈瘤の根元にキラッと光るもの（クリップ）があるのがわかるよね。

②も③も光っているのは人工物で、どちらも**骨とは違って見える**よね。

現場から、山田です！

『GCS』

くも膜下出血、画像は認識できたかしら？

くも膜ってそもそも何？という疑問は置いておいて

くも膜下出血は脳みそ（こんな言い方していいかしら？）の外なのだ！

（頭蓋骨の中ではあるよ）

だから、わかりやすく麻痺が出たりはしないんだ！

そこで頼りは GCS（グラスゴー・コーマ・スケール）！

診断がついたら、痛み刺激は厳禁だ。痛みで血圧がさらに上がって、再出血となったら昏睡状態！　手術やコイリングも難しくなっちゃうんだ……。そーっと、急ごう！

被殻出血

① 被殻出血は比較的わかりやすい

60代男性、職場で歩いていると急に倒れて、意識も低下し、呂律も回らず救急車が要請された。奥様の話だと高血圧があったようだが、「いたくもかゆくもねー」と言って治療はしていなかったもよう。

来院時のバイタル：GCS E3V4M5、血圧170/86mmHg、脈拍55/分、左半身麻痺を認める。

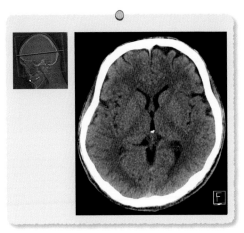
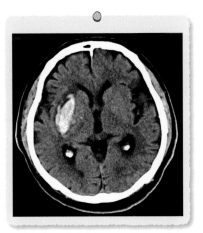

単純CT正常像例　　　　　　　　　　　来院時単純CT

"被殻"の位置をもう一度確認しておこうね。左が正常画像だよね（p.19参照）。

ダー○ベー○ーのいるスライスだね。

覚えた解剖がここで役に立つよ！

なんといっても**脳出血の中でも一番多い部位が被殻なんだ（約40%）**。

画像の左右を比べるのがキモだよ。

35

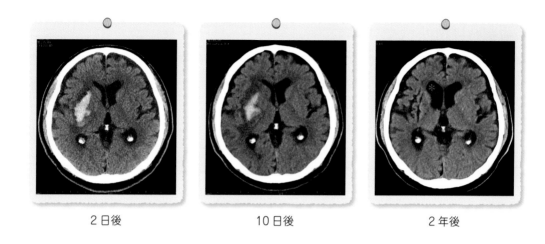

| 2日後 | 10日後 | 2年後 |

これらの画像は 2 日後、10 日後、なんと 2 年後だよ。

血圧を下げて出血が増えないようにする**非侵襲的治療**が効を奏して、血腫が徐々に小さくなっていっているよね。

最終的には、血腫は徐々に薄くなって脳脊髄液に置換されるよ。

だから黒くなっていくんだね。

血腫で押されていた側脳室前角（＊）は逆に広がって見えるね。

つまり完全に元通りとはいかないんだよね。

古傷として残っちゃうわけ。

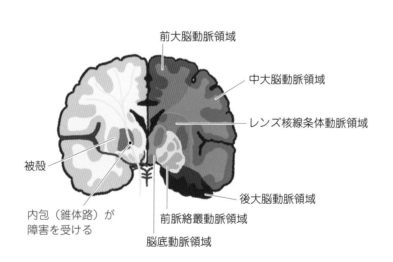

被殻出血すると内包（錐体路）が障害されて麻痺がでるのはわかるかな？

右の被殻出血で内包後脚（錐体路）が障害されて、左の片麻痺が出るんだね！

被殻出血を比較しよう！

別の被殻出血の例もみてみよう。症例②として並べてみたよ。

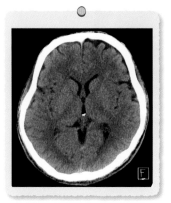
単純CT 正常像例

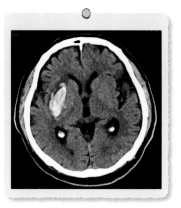
症例①単純CT

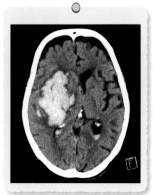
症例②単純CT

症例①と②の画像を見比べて、どっちの被殻出血が危ないかな？
意識レベルや麻痺の度合いはもちろん大事。
右の②のほうが出血量が多くて、反対側の脳を圧排しているよね。

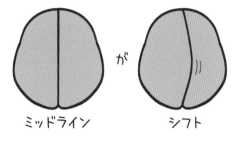
ミッドライン が シフト

これを**正中偏位**（せいちゅうへんい）（midline shift：ミッドラインシフト）というんだ。真ん中の縦の線が血腫で反対側に押されているよね。

頭蓋骨に囲まれた狭い空間で、血腫が反対側の脳組織を押していると、最終的に脳幹を圧迫して意識はさらに悪化し、呼吸が止まってしまうんだ…。

そんなときは、そうなる前に脳外の先生に治療を頼むよ。

だから、「正中偏位があります！」って言うと、脳外の先生は急いで診察しに来てくれるよ。「殺し文句」ってやつだね。

> 圧排（あっぱい）は手術用語としてもよく使うね。ニュアンスは違うけど圧迫と読みかえてもいいよ。

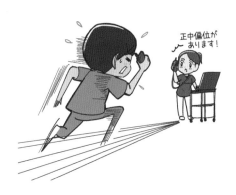
正中偏位があります！

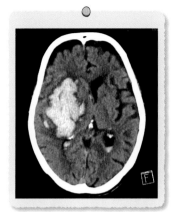

症例②術前単純 CT　　　　　　術後単純 CT

症例②の左の画像は血腫があって、右はなくなっているよね！
右は脳外の先生が頭蓋骨を開けて血腫を吸い出してくれたあとの画像だよ。
正中偏位も取れているよね。
命をとりとめたといったところだね。ふー。

現場から、山田です！

『開頭血腫除去』

脳みその中の出血を扱ってみたよ。
脳の場所の名前が苦手な人は多いよね。
ヒカクやシショウって覚えにくいし、漢字もなんだかなじみにくい……。
比較や師匠じゃないもんね。
脳外の先生が「手術しなくちゃ」って思うのは、基本、脳みその外っかわ！
内っかわ（脳幹部、視床）に出血してしまうとお手上げなことが多いんだ。
症例でも紹介したけれど、ミッドラインシフトや血腫の大きさなどを考慮して手術するかどうか決定しているよ。

視床出血

① 視床出血で支障がでた!?

80 代女性、玄関でほうきを持った状態で左半身を下にして倒れているところを家族が見つけて、救急搬送。

来院時のバイタル：GCS E1V2M6、血圧 152/93mmHg、脈拍 60/ 分、SpO$_2$99%

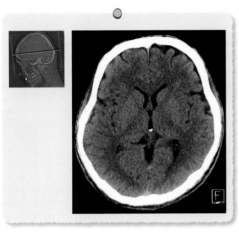

単純 CT 正常像例

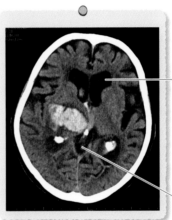

側脳室前角

第 3 脳室

来院時単純 CT

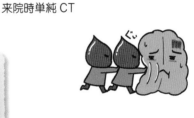

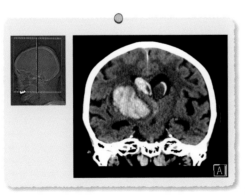

来院時単純 CT 冠状断

これも正中偏位があって重症だ！

血腫を吸い出す処置をしてもらって、こちらも一命をとりとめたんだ。

右脳の側脳室前角や第 3 脳室にまで血液がしみだしてしまっていて、これを「脳室穿破」というよ。

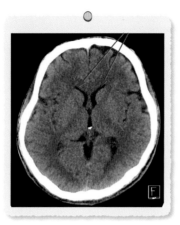
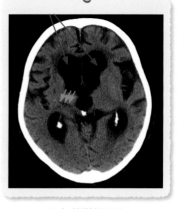

単純 CT 正常像例　　　　　　　　　1 年後単純 CT

被殻出血（p.36）で見たように、出血後は徐々に脳脊髄液に置き換えられて黒く写るよ（青矢印）。

右画像は 1 年後の写真なんだけれど、脳室が拡大（赤矢印）しているのがわかるよね。これを**水頭症**というんだ。

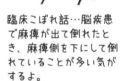

脳室穿破すると、脳脊髄液の流れが目詰まりを起こしてしまうんだ。

水頭症は**認知症が進んだ**ように見えたり、**歩行がおぼつかなくなったり、尿失禁したり**するんだよ。

臨床こぼれ話…脳疾患で麻痺が出て倒れたとき、麻痺側を下にして倒れていることが多い気がするよ。

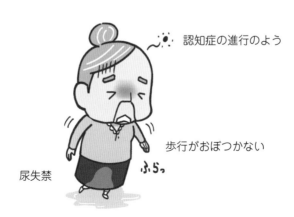

認知症の進行のよう

歩行がおぼつかない

尿失禁

水頭症の特徴的な 3 つの症状

② 視床出血でも場所によっては

A． 80 代女性、来院 4 時間前に急な右半身のしびれを自覚。

立ち上がろうとしたら右半身に力が入りにくくて、仰向けに倒れた。

しばらく様子を自室でみていたが、よくならず、救急搬送。

来院時のバイタル：意識清明（GCS E4V5M6）、血圧 153/85mmHg、脈拍 86/ 分、体温 36.8℃

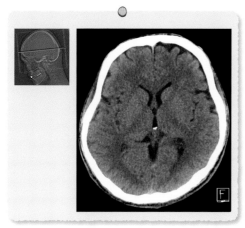
単純 CT 正常像例

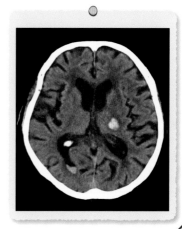
来院時単純 CT

B． 60 代男性、テレビ鑑賞中に右顔面感覚障害、軽度構音障害を自覚し、自家用車で来院。

来院時のバイタル：意識清明、血圧 234/130mmHg、脈拍 97/ 分、体温 36.5℃

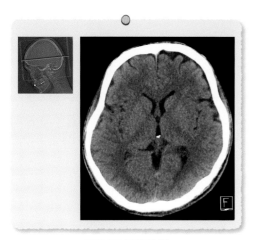
単純 CT 正常像例

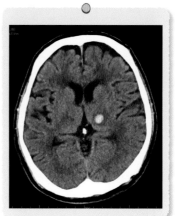
来院時単純 CT

症例ＡとＢどちらも視床出血だけれど、少し場所がずれているのがわかるかな？　Ａがちょっと外側で出血。

症例Ａでは運動路（錐体路：ここでは内包後脚）に出血が及んでいるせいで、出血とは反対の右半身に麻痺が出てしまっているんだ。

症例Ｂでは内包後脚には出血が及んでおらず、大きな麻痺は出ていないんだ。ギリギリセーフ！

同じ視床出血でも、場所によっては運動に支障が出ないこともあるんだよ！　要注意！

現場から、山田です！

『頭蓋内出血時のバイタルサイン』

看護学校の授業では習ったかもしれないけれど、頭の中で出血すると、頭の中の圧が高くなる。この圧に打ち勝って血流を保とうとするから、血圧はアゲアゲ⇈になるんだ。反対に脈は遅くなるんだ（反射でね）。これをクッシング現象というよ！

頭の病気（ケガ）でショックなしというのはこのことなんだね。ショックどころか血圧が上がるのが人体の仕組みなんだ。

出血を広げないためにも血圧を低くする治療（点滴）が始まることが多いよ！

小脳出血

① 大脳、いやいや小脳、Oh No!

90 代男性、庭の剪定を終えて、枝を捨てに行ったきり帰ってこないのを奥様が変に思い、見に行ったところ、目が回って立てないと言って嘔吐した。

頭痛はないものの頻回に嘔吐するため、自家用車で来院。

来院時のバイタル：GCS E3V4M6、血圧 182/95mmHg、脈拍 99/ 分、体温 36.3℃

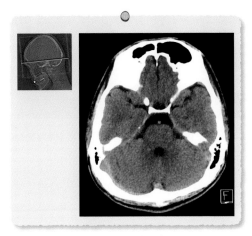

単純 CT 正常像例

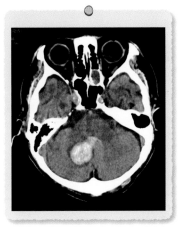

来院時単純 CT

よく自家用車で連れてきたもんだ。

こういう時こそ救急車使っていいのにね〜。

小脳の位置はわかってるよね？

運動路（錐体路）を通らないから、派手な片麻痺は出ないんだ（p.24 参照）。

でも、**小脳だからバランスが取れなくて歩けないとか、めまいがするとかって言うんだ。**

また**よく嘔吐するね。**

積極的に制吐薬も使ってあげよう！

② 麻痺は出ずとも命にかかわる！　小脳出血！

80 代男性、来院当日、急な頭痛、嘔気、呂律難が出現、家人に連絡し、救急要請。
来院時のバイタル：GCS E4V4M6（やや不穏、指示が入りにくい）、血圧 227/105mmHg、脈拍 61/ 分、体温 35.5℃

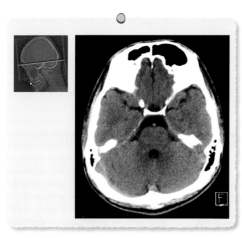

単純 CT 正常像例

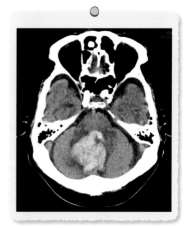

来院時単純 CT

前の症例と出血している場所は大体同じだけれど、この患者さんのほうがちょっと出血量が多いかな？

被殻出血や視床出血のようにわかりやすく正中偏位がないんだけれど、小脳の前は脳幹だったよね。

意識や生命維持にかかわる場所だから、脳ヘルニアを起こしてしまうと患者さんは亡くなってしまうんだ…。

また、小脳の収まっている後頭蓋窩は狭くて、すぐにヘルニアを起こしてしまうんだよ。なので出血したらとても怖い場所なんだ。

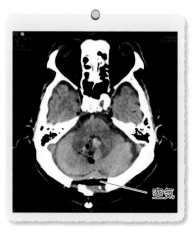

空気

術後単純 CT

そこで脳外の先生に血腫を取り除いてもらったよ。
後ろの頭蓋骨を開けて血腫を取り除いた後の画像だよ。
黒く抜けているのは空気なんだ。
白く写っていた血腫はきれいに取れているね！
これで脳ヘルニアは回避できたんだ。
脳外の先生、すげー！

おまけだけれど、頭蓋骨を開けた様子を載せるよ！

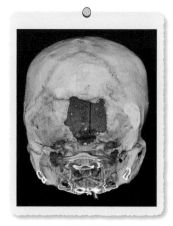

3D-CT
頭蓋骨はドリルで穴をあけてから
穴と穴の間を切断するよ。3D-CT
でも角が丸いのがわかるね。

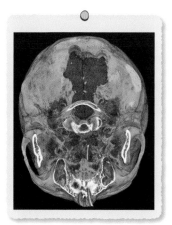

ちょっと回転して
下から見たところ

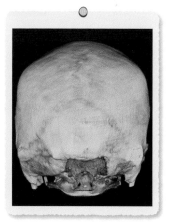

ちょっと回転して
上から見たところ

脳幹出血

① 昨日？　明日？　いや橋出血！

80 代女性、友人と会話中に突然めまいを訴え、意識もうろう状態、友人が家族に連絡し、救急要請。

来院時のバイタル：GCS E3V1M4、血圧 190/70mmHg、脈拍 73/ 分、体温 35.6℃

診察では右半身は痛み刺激で屈曲、左はモゾモゾと時折動かす、右下肢は痛み刺激でも逃避なし、左下肢は逃避あり。

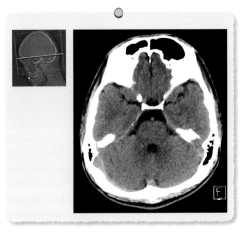

単純 CT 正常像例

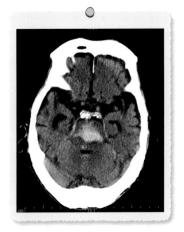

来院時単純 CT

黒い星のあるスライス、さんざん見てきているから大丈夫だよね。

橋（きょう）の部分（p.22 参照）が白いよね。

こんな少しの出血だけれど、**運動路の通り道であるし、意識や生命維持にかかわる場所だから、大ダメージなんだ。**

大事な脳幹は脳の中心を通っているから、血腫を取り除いたりも難しいんだ…。

脳外の先生に診察や治療をお願いするのだけれど、内科的治療（降圧など：血圧を下げること）が中心になるんだ。

皮質下出血

① 脳みその表面で出血！（正中偏位⊕）

70代女性、来院前日夕方まではいつも通りだったが、家人が昼に見に行くと「いびき呼吸」を
している患者を発見し、救急要請。

来院時のバイタル：GCS E1V1M4、血圧 106/68mmHg、脈拍 133/分、体温 36.7℃、SpO_2
96%（10L）、下顎呼吸、瞳孔 5/3、対光反射なし、右上肢動き弱い

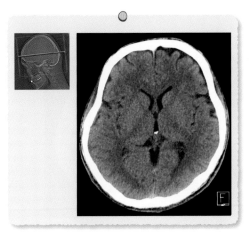

単純 CT 正常像例

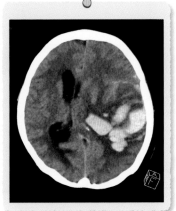

来院時単純 CT

皮質とは脳みその表面をさす言葉だね。
神経細胞がたくさんある場所だよ。
出血の位置によって症状はいろいろなん
だ。

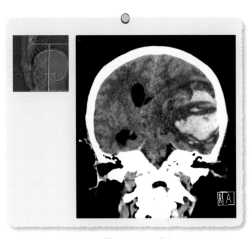

来院時単純 CT 冠状断

47

意識も悪くて、対光反射がなく、瞳孔の左右差まで出てしまっているね…。

画像はだれが見てもはっきり出血がわかるよね。

正中偏位をきたし、**ヘルニア兆候**（↟）まで出ているね。

② 脳みその表面で出血！（麻痺⊕）

60 代女性、台所で家族と話していると、急に言葉が出なくなり、右手が動かせない状態になったため救急要請。

来院時のバイタル：GCS E4V2M6、血圧 165/114mmHg、脈拍 129/ 分、体温 36.5℃、SpO$_2$ 100%、対光反射＋／＋、右完全麻痺

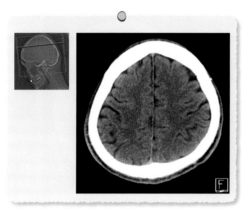

単純 CT 正常像例

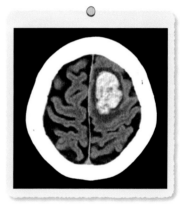

来院時単純 CT

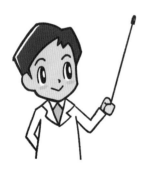

脳天の近くの**皮質下出血**だね。

中心前回とそこからの運動路（錐体路）を障害されて、反対側の右の麻痺が出現しているんだね。

③ 脳みその表面で出血！（手術⊕）

皮質下出血

50代男性、仕事場でスクワットをしている際に突然の頭痛と意識消失あり、救急要請。
来院時のバイタル：GCS E3V2M5、血圧140/80mmHg、脈拍92/分、対光反射あり、右上肢異常伸展位、右下肢弛緩性麻痺

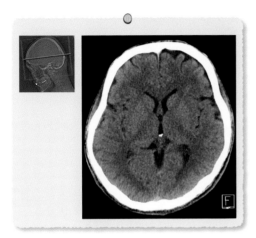

単純CT 正常像例

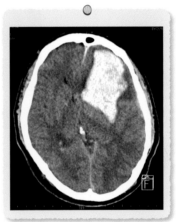

来院時単純CT

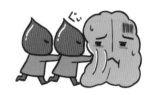

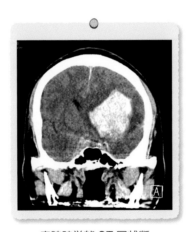

来院時単純CT 冠状断

もう、出血の場所はわかるよね!?
正中偏位もあって危険な状態だ！　でも、対光反射はまだある！
急いで脳外の先生を呼んで、血腫を除去してもらったよ。

脳の外っかわなので**開頭血腫除去の適応**になることもあるよ。出血が小さいと保存的とい
って手術にならないことも多いよ。

実は**血管奇形が原因**だったんだ〜。

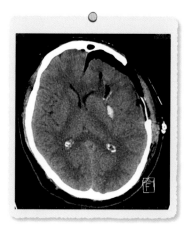

術後単純 CT

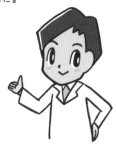

血管奇形は脳動静脈奇形（AVM）
だったよ。動脈瘤の 10 分の 1 く
らいの発生率なんだ。

頭部外傷

①　慢性硬膜下血腫　急にボケたは認知症?

78歳男性、梅農家もするし、漁船にも乗るし、現役バリバリの方。

奥様によると「4日前くらいから急に元気がなく、口数が少なくなった。しゃべってもうまく言葉が出なかったりしていた。2、3日前から足を引きずるように歩くことがあった」。

急にボケてきたのかと思って診療所に行ったら「頭の精査をしてもらえ」と言われて受診。

来院時のバイタル: GCS E4V4M6 (日付を間違っちゃう)、他正常

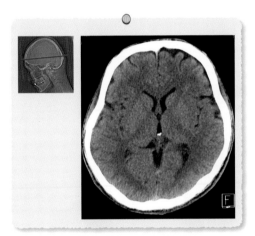

単純CT 正常像例

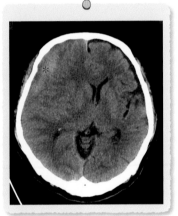

来院時単純CT

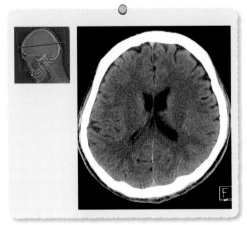

単純CT 正常像例

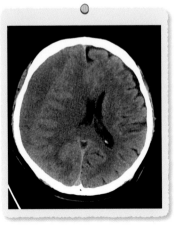

来院時単純CT

「急にボケた」の大本命、また治療可能な認知症として有名なのが、慢性硬膜下血腫なんだ。

この症例のように**じわじわひどくなってくる感じ**。

時間経過としては、脳梗塞より急激でなく、一般の認知症よりは早い印象なんだ。

「お年ですものね。精神科に紹介しましょう」って言わないで！

軽度の頭部外傷があることもあるけど、**けがしたことを覚えていなかったりもする**ので要注意！

画像では、**CT の出血（＊）は白って言ったけれど、時間がたっているせいか真っ白ではない**よね。だからこそ、見逃したりすることがあるんだ！

でも、この症例は「**正中偏位**」（p.37）があるよね。

急いで脳外の先生にコンサルすると、手術で血腫除去してくれたんだ。

術後の写真を載せておくね。

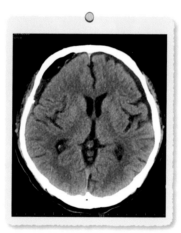

術後単純 CT

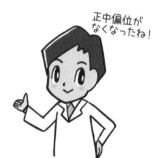

正中偏位が
なくなったね！

② 動脈ちぎれて急性硬膜外血腫

70代女性、誤って用水路に転落し、診療所を受診したが、動脈性の出血や頭蓋骨骨折を認め、救急搬送。
来院時のバイタル：意識清明、血圧 173/73mmHg、脈拍 70/分、呼吸 24/分、体温 36.8℃

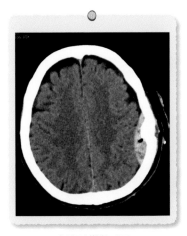

来院時単純 CT

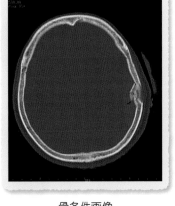

骨条件画像

正常の画像例を載せていないけれど、ここまでたくさんの正常画像と比べてきたから、もう大丈夫だよね!?
今回は「**骨条件画像**」を右に掲載したよ。
左の側頭部に骨折があるよね（わかりやすい骨折だよね）。その下に白い出血があるのがわかるかな？
これを**急性硬膜外血腫**というよ。
骨折を伴うような強い外力が原因で、**"凸レンズ"型の出血**をすると言われているよ！
（p.58 参照）

幸い、フォローの CT 検査でも血腫の増大なく、麻痺の出現もなく、保存的治療（止血薬や血圧が高くなりすぎないような点滴）で経過をみるため入院となったよ。

③ ケガしてもおこるくも膜下出血（外傷性くも膜下出血）

30 代男性、自転車運転中に右折してくる乗用車にはねられて受傷。

通行人によると、受傷直後はけいれんしていたとのこと。

来院時のバイタル：GCS E4V4M6（見当識障害あり）、血圧 168/80mmHg、脈拍 88/ 分、瞳孔 4+/4+、呼吸 24/ 分、体温 36.8℃

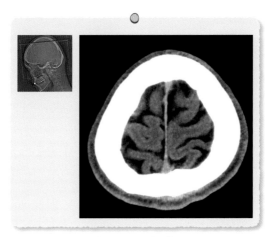

単純 CT 正常像例

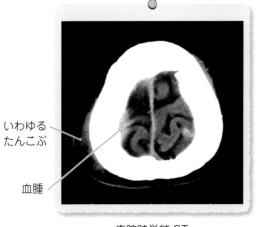

いわゆる
たんこぶ

血腫

来院時単純 CT

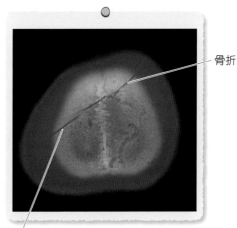

骨折

骨折

骨折　　　骨条件画像

頭のてっぺんは難しいねー。

血腫の位置わかるかな？

頭蓋骨の骨折もこの場合は変形がなくて診察でもわかりにくいよね。

前の症例のように骨のずれがないかぎり、骨条件画像（右側の写真ね）じゃないと見つけられないよ！

外傷の患者さんで骨条件画像を見ないなんて、ありえない!!

ところで、ぶつけた以外のところ、**骨折の場所以外にも目を向けてほしい**んだ。

脳溝の間が白く見えるのはわかるかな？

これを**"外傷性"くも膜下出血**と言うよ。

1か所だけ異常を見つけて油断しないようにしないとね。

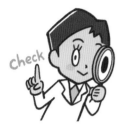

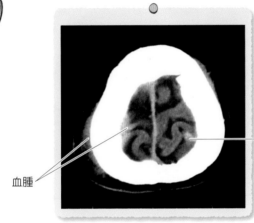

血腫

外傷性くも膜下出血

来院時単純 CT

④ 頭蓋骨の真下にうっすら急性硬膜下血腫とケガでもおこる!? くも膜下出血(外傷性くも膜下出血)

80 代女性、自宅で洗濯物を干している際に転倒した模様。

仰臥位で不穏状態のところを発見され、救急搬送。脳梗塞後でバイアスピリンを内服中。

来院時のバイタル：GCS E3V2M5、血圧 197/87mmHg、脈拍 100/ 分、瞳孔 2+/2+、呼吸 24/ 分、体温 36.4℃、明らかな四肢麻痺なし。

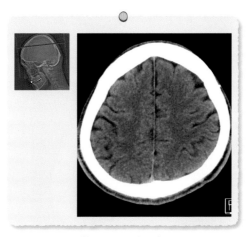

単純 CT 正常像例

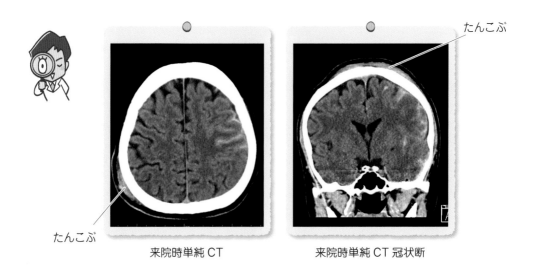

来院時単純 CT　　　　　　来院時単純 CT 冠状断

たんこぶ

脳のしわの間が白く写っているのがわかるかな？　左右を見くらべるとわかるよね！

ケガしても、くも膜下出血はおこるんだ！

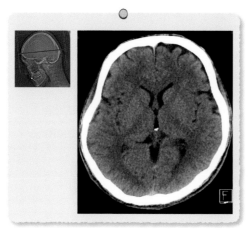

単純 CT 正常像例

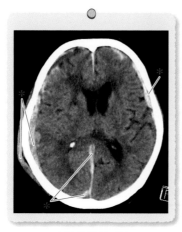

来院時単純 CT

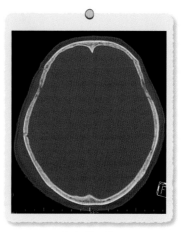

骨条件画像

そして、これは**両側の急性硬膜下血腫**なんだ。

血腫（＊）による正中偏位はないけれども、意識レベルが悪いよね…。

最初の CT に写っていないだけで、脳挫傷やびまん性の脳損傷がありそうだね。

骨条件にしても骨折線は明らかではなかったよ。

後日の CT 検査で右側頭葉と前頭葉に脳挫傷を認めたよ。

意識の回復がかんばしくなくて、転院になったよ。

画像はそこまで派手ではないんだけれどね。

脳挫傷や脳浮腫は即日に出てこなくても、後日に明らかになることもあるよ。

ここで、急性硬膜外血腫と急性硬膜下血腫の違いをまとめておこう。

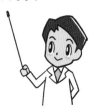

うっすらと脳みそに沿って
出血していて
"三日月"型の出血をする
と言われてるよ！

	骨折の有無	血腫の形
急性硬膜外血腫	骨折あり	レンズ形の血腫
急性硬膜下血腫	骨折ない	三日月型の血腫

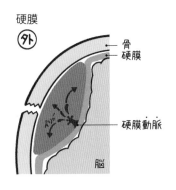

硬膜 **外**

- 骨
- 硬膜
- 硬膜動脈

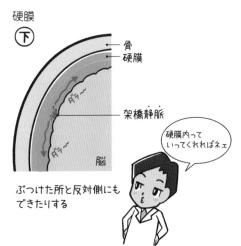

硬膜 **下**

- 骨
- 硬膜
- 架橋静脈

硬膜内って
いってくれればネェ

ぶつけた所と反対側にも
できたりする

すでにある覚え方

外の景色を望遠レンズで見る

空の下から三日月を見る

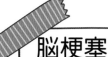

脳梗塞

① CT でわかる脳梗塞

80代女性、就寝前までは何ともなく普段どおりだった。軽い頭痛があったが、眠れていた。

朝になっても起床してこないので家人が起こしに行くと、自室の床の上で倒れており、発語がなく、起き上がることもできず、救急車を要請。

心房細動の指摘があり、抗凝固薬内服中であった。

来院時のバイタル：GCS E3V2M6、血圧 165/96mmHg、脈拍 86/分、SpO$_2$ 96%、体温 35.9℃

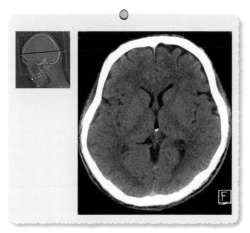

単純 CT 正常像例

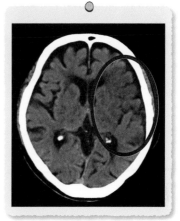

来院時単純 CT

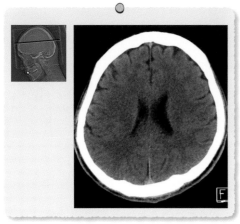

単純 CT 正常像例

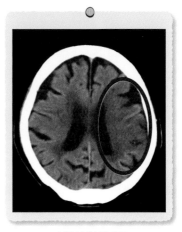

来院時単純 CT

抗凝固薬（血サラサラの薬ね）を飲んでいるにもかかわらず、来院時の CT ですでに「左の大脳が黒い」のはわかるかな（○で囲ったよ）？

出血は白く写るって言ったけれど、**梗塞は時間がたつと CT で黒く写るよ。**

今回の症例は、半日以上たってからの搬送だから、CT で所見が出ていたんだね。

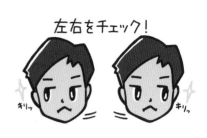
左右をチェック！

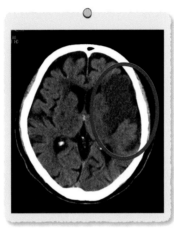
2 日目単純 CT

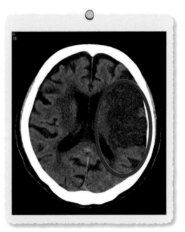
2 日目単純 CT

梗塞を起こしてから、2 日目の CT 写真だよ。

徐々に黒い色が濃くなって脳脊髄液の色に近くなってきているよね。

また梗塞の範囲がはっきりしてきているよね。

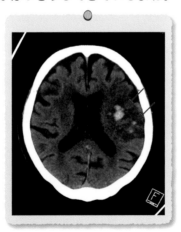
5 日目単純 CT

脳卒中には脳出血と脳梗塞があるけれど、今は脳梗塞のほうが約 60％と多いね。

そして梗塞の黒い中に白いものが出てきているね。梗塞を起こしてから、5 日目の写真なんだ。

梗塞後出血といって、弱った脳みその中に出血をきたすこともあるんだ。

悩ましいぜ、脳梗塞！

② 発症から間もない大きい脳梗塞

24歳女性、産褥期、来院30分前に夫の前で「疲れたから横になる」と言ったきり、その後に呼びかけると反応なく、おかしな動きをしていたため救急要請。
来院時のバイタル：GCS E2V2M4、血圧147/98mmHg、脈拍90/分、呼吸20/分、体温36.4℃、SpO₂ 98%（room air）、右の片麻痺を認める。

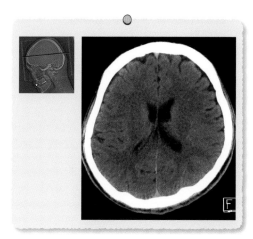

単純CT 正常像例

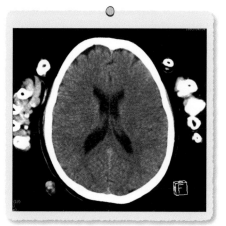

来院時単純CT

こんな若い女性が高度意識障害と片麻痺で搬送されたよ！
神経学的エマージェンシー（緊急）だ！
指示に従ってくれないので**頭を押さえながらのCT撮影**となった…（指が写っているのがわかるかな？）。
そして、発症からけいれんを起こしているかもしれないので、**抗けいれん薬を点滴しながら撮影したMRI**がこれだ！

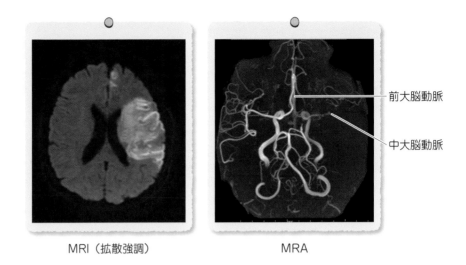

MRI（拡散強調）　　　　　　　　　　MRA

MRI の拡散強調画像と **MR アンギオ**（アンギオとは血管の意味だね）だよ。

左中大脳動脈と前大脳動脈が健常側と比べると暗い（うつりが悪い）のがわかるかな？

これだけ大きな血管が詰まってしまうのは、**心臓から大きな血の塊が飛んできて起こる**ん

だね。

これを「**心原性塞栓性脳梗塞**」って言うよ。

急性期の出血を見つけるのは CT の右に出るものはないけれど、梗塞（血管が詰まったほ

う）は苦手なんだ。

MRI も 100% ではないけれど、**梗塞に関しては一枚も二枚も CT より上手**なんだ。

ここまで症状が派手であれば、診断は難しくはないけどね。

「CT が大丈夫だから、梗塞はありません」なんて言っちゃダメなんだね。

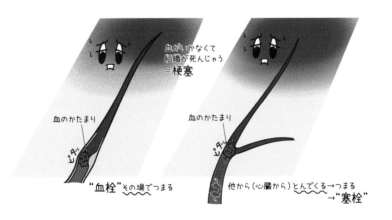

③ アテローム血栓性脳梗塞

60代女性、糖尿病（罹患は10年程度、インスリン使用）と脂質異常症のある方。

来院3時間前にしゃべりにくさと左脚の力の入りにくさを自覚し、歩行時に左に傾く感じがしたため、家人に連れられて救急受診（救急車じゃない！！）。

来院時のバイタル：GCS E4V5M6、血圧182/78mmHg、脈拍68/分、SpO₂98%、体温36.8℃、対光反射3+/3+、左口角下垂あり、バレー徴候：左手くぼみ手あり

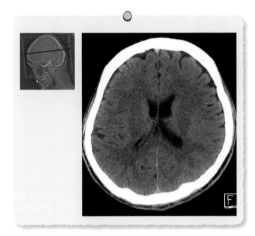
単純CT 正常像例

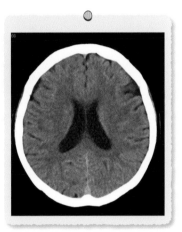
来院時単純CT

歩いてきちゃう脳梗塞、Time is brain！

こんな時こそ、救急車利用してほしいな～。

症状出現から4.5時間以内ではt-PA（血の塊を溶かす治療）ができるのに！（もちろん全例ではないよ）

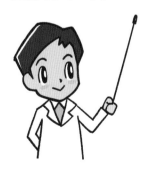

中くらいの血管が詰まってできるこのタイプの脳梗塞を**アテローム血栓性脳梗塞**っていうよ（まぁ覚えなくてもいいけどね～）。

前の症例②でも紹介したけれど、最初の CT はだれが見たって脳梗塞を疑えないんだ。
けれども MRI の拡散強調画像では錐体路（放線冠）の部分が白く写っている（⬆）のが
わかるよね。

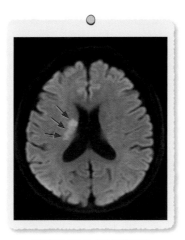 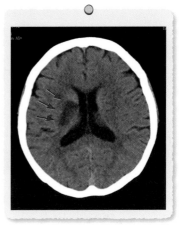

来院時 MRI（拡散強調）　　　　　　　　4 日後単純 CT

4 日後だと CT でもわかるよね。脳脊髄液と一緒の色で黒く写っているでしょ？

現場から、山田です！

『t-PA』

脳梗塞の治療の 1 つだけど、知っているかな？　いやいや CPA じゃないよ。t-PA ね。
ティーピーエーって呼んでいるね。脳梗塞の原因となった血の塊を溶かす治療なんだ。
脳梗塞患者さんに胸骨圧迫しないでね !?
脳梗塞では、とにかく時間が勝負なんだ（発症から 4.5 時間以内）！
電話では発症時間（最終健常時間）を聞くのが大事だね。脳梗塞症状の患者さんがい
たら、脳梗塞の t-PA の治療ができる病院に救急車で搬送してもらおう。
今では、t-PA の適応範囲時間の拡大が議論されているし、血栓回収という血管内治療
もオプションとしてあるよ。いろいろな臨床研究で効果が実証されつつあるんだ。
みんなの病院ではどうなってる？　先生に聞いてみようね。

④ 楽な!?　ラクナ梗塞

脳梗塞

80代女性、来院7時間前に、右手のしびれに気づいた。そして洗顔中に顔右半分がしびれていることを自覚した。徐々に右下肢に力が入らなくなってきたのも自覚し、救急外来を受診。
来院時のバイタル：GCS E4V5M6、血圧144/75mmHg、脈拍93/分、呼吸20/分（呼吸苦あり）、SpO_2 99%、右上肢や右下肢を挙げると動揺性あり、右顔面と右上肢に感覚障害あり。

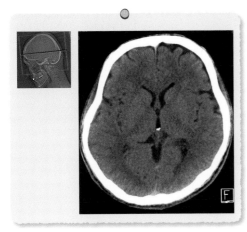

単純CT 正常像例

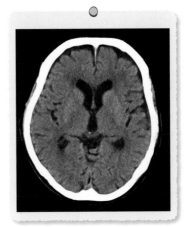

来院時単純CT

うーん、これもCTはきれいだね〜。

MRIで視床から内包後脚が光っている（↕）のはわかるかな？　小さいねー。
この一番細い血管が詰まったタイプをラクナ梗塞と呼んでいるよ。
視床梗塞は感覚に支障が出るんだね！（なぜか手と口が多くて手口（てくち）症候群とも呼ばれているよ）
今回は微妙な麻痺をうまく診察できたよ！

これで頭の章は、おわりだよ。
たくさん知らない名前もあって大変だったね。
ここまで読み進めることができたなんて、すごいぞ!!

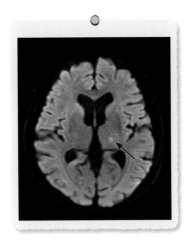

MRI（拡散強調）

● クイズ頭部 CT 画像の解答

第1問

① a．頭側のスライスだね！

② A：大脳、B：頭蓋骨（CT で骨は白いよ）

③ a．運動神経の通り道を錐体路と言ったね！

第2問

① A：側脳室

② b．脳脊髄液が流れているよ。

③ a．運動神経の通り道は錐体路（ここは放線冠という名前）。ややこしー！

第3問

① A：被殻（ひかく）、B：視床（ししょう）、C：錐体路（ここは内包後脚）

② D：側脳室前角、E：側脳室後角、F：第3脳室

③ C．中心前回（第1問）→錐体路（放線冠）（第2問）→錐体路（内包後脚）と続く。

第4問

① A：中脳、B：中脳水道

② a．ミッ○ーマウ○の耳の部分が錐体路だよん！

③ a.脳脊髄液、② b.黒い（CT で水は黒く見えるよ）

第5問

① A：橋、B：小脳、C：第4脳室

② b.脳脊髄液、b.黒い（橋の上に黒光りの星が！）

③ C．脳の周囲が黒く抜けているのは脳脊髄液が満たされているからだったね。

第6問

① A：延髄、B：小脳、C：眼球

② a.延髄、a.交叉する（右の脳は左を支配、左の脳は右を支配）

③ a．一緒に楽しくやっていこうね！

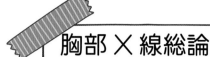

胸部 X 線総論

検診や病棟でも入院している患者さんはほぼ全例、撮影されている胸部 X 線画像。

一番なじみのある画像検査といってもいいよね。

これだけで本が出るほど奥が深いんだけれど、大丈夫、大丈夫。

早速、次の X 線画像を見て課題をやってみよう！

① 内臓関係（気管気管支、肺、心血管、横隔膜）をスケッチしよう！

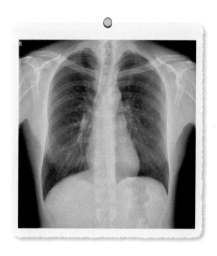

肺や気管気管支は空気だから黒く抜けるんだね（X 線が通り抜ける）！　**心血管・横隔膜・骨は白い**よね。

実は僕の X 線画像なんだけれど（ほっそ！という突っ込みはさておき）、上手に書けた？

いや別にダヴィンチみたいなデッサンを期待しているわけではないよ。

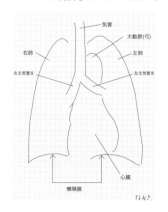

② 鎖骨をなぞって、肋骨の本数を数えてみよう！

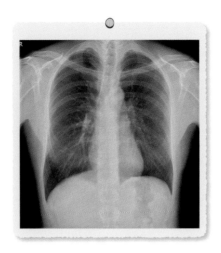

みんなは医療従事者だから、病気やけがを意識してX線画像が正常かどうかを判断しなくちゃね。

電子カルテになり、医師もX線画像やCT画像をスケッチすることが少なくなったなー。

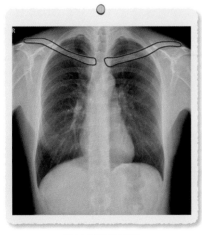

これが鎖骨だね

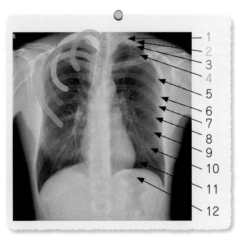

肋骨12本数えられたかな？

③　心胸郭比と肋骨横隔膜角を指標として押さえてしまおう！

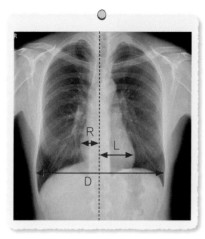
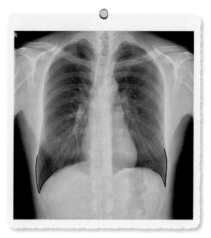

心胸郭比　　　　　　　　　　　　　　　　肋骨横隔膜角

心胸郭比（％）＝$\dfrac{心臓最大横径}{肺野部最大横径} \times 100 = \dfrac{R+L}{D} \times 100$

心臓やそこから出る血管は残念ながらハートマークじゃないんだよね。

どうしてこんな風に見えるのかは CT 画像があると理解しやすいからね（p.82 参照）。

僕の胸部 X 線、何か異常はないよね？　何？　肺野に怪しい影？　急いでメディカ出版にメールしてね！

内臓関係をもう一度おさらいのつもりで書いてみよう（サインも書いちゃえ！）。

④ 各種の胸の画像の違いがわかるかな？

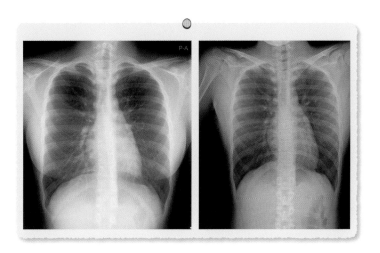

正解は　**立位、臥位の違い**だよ！

健康診断でとられる画像は、フィルムの入っている箱を抱えるように立って肩甲骨が入らないようにしているよ！

臥位では肩甲骨（赤線）が写っているね。

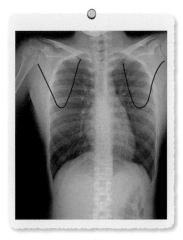

臥位

胸部 CT 総論

① 胸部 CT 画像：いろんな条件を見てみよう

CT も胸部 X 線画像同様、「肺」、「縦隔（心臓や大血管）」、「骨」と分けて考えるとわかりやすいと思うよ。縦隔とは両方の肺の間のスペースのことだね。ここに心臓や大血管、食道、気管などが存在しているよ。

CT は条件を変えて見ることができるから、まずはそれを紹介しようね。

一番左がスカウト画像といって、位置決めのためのものだね。左から 2 番目が縦隔条件、3 番目が肺野条件、最後が造影 CT だね。

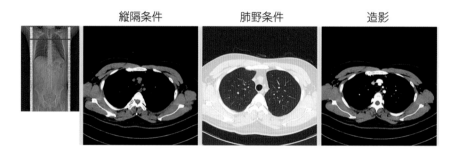

縦隔条件　　　　　　肺野条件　　　　　　造影

縦隔条件

「**縦隔**」が「**灰色**」に写っていて、「**肺野（空気）**」が「**黒く**」写っているね。「**骨**」は「**白く**」写っているね。

さらに、"造影剤"という武器をつかうと、血管の破綻がわかるんだ。「破れた」とか「詰まった」とか「血吹いている」とかね。なんでかっていうと、これを使うとあら不思議。血管の中が白く写るんだ！　白く写る原理まで知りたいって？　僕には聞かないで〜汗。早く画像を見せろって？　わかったわかった、ごめんって。

肺野条件

肺野条件は肺の病気を見やすくするための条件で、「**肺野（空気）**」が「**黒く**」写っているね。「**縦隔（心臓や大血管）**」や「**骨軟部組織**」は「**白く**」写っているね。肺の中の血管などを反映して決して真っ黒ではなく、ぽつりぽつりと白いところがあるのはわかるかな。

造影 CT

縦隔条件をベースに血管や炎症をわかりやすくするために用いられるんだよ。ここでは「**血管**」が「**白く**」写っているのがわかるよね。それ以外は縦隔条件と一緒だよ。

骨条件

ここでは出てこないけど（このあとの症例で、外傷のところで出てくるからね。心配しないでね）骨条件があるね。

縦隔条件と写り方はあまり変わらないけれど、**「縦隔」**が**「灰色」**、**「肺野（空気）」**が**「黒く」**、**「骨」**は**「白く」**写るんだね。**骨折がわかりやすくなるよ**。頭蓋骨のところでも骨条件（p.53、54）は出てきたからわかるよね!?

Key 胸部CTの見え方は条件によって違う！

肺野条件：「肺野（空気）」が「黒」、縦隔も骨軟部も「白」

縦隔条件：「縦隔」が「灰」、肺野は「黒」、骨は「白」

骨条件：外傷の際に骨折をわかりやすくする

造影剤は「白」、血管の病気がわかりやすい！

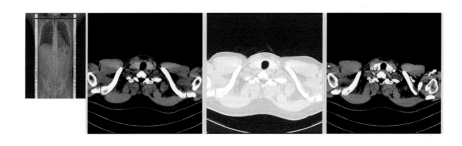

まだこの位置だと「肺」が見えてこないんだよね。

CT 3枚に共通して黒く抜けている真ん中に鎮座しているのが**「気管」**だよ。**空気は肺野条件でも縦隔条件でも黒い**んだよね。

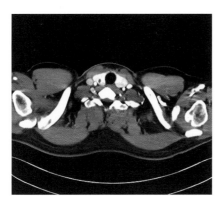
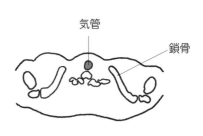

気管

鎖骨

胸部CT総論

73

あと目立つのが、**白く見えている「骨」**だね。**鎖骨**や**脊椎**くらいはわかっていてもいいかもね。

気管の両脇にあるちょっと**白みがかった灰色**はなんですかって？　造影でも染まってる？　鋭いな…　**甲状腺**といってホルモンを出す臓器があるんだ。この本では甲状腺の病気は扱わないから、忘れちゃっても気にしない気にしない。

もう少し尾側（足の方）の輪切りの写真を見てみよう。肺野条件でやっと肺野が出てきたね。肺の小部屋の仕切りや血管などで白くなっているところもあるけれど、この条件で肺の病気が見つけやすいんだよ。

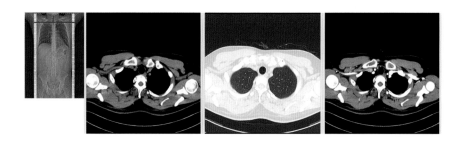

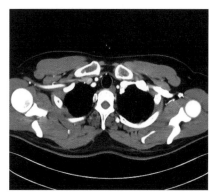
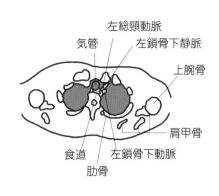

造影 CT では頸部への血管が見えているね（**総頸動脈**、**鎖骨下動脈**）。肋骨や肩甲骨（このスライスでは分かれて写っている）、上腕骨といった骨も確認できるね。

② 胸部 CT 画像：大動脈から出る毛が３本、じゃなくて血管３本をマスター

気管は見失ってないかな？　空気が見やすいのは肺野条件だからね。今回は、せっかくだから血管を覚えようね～。

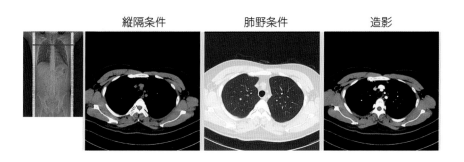

縦隔条件　　　　　肺野条件　　　　　造影

血管を見やすくするのが造影剤だったね。一番右が造影 CT なんだけど単純 CT と比べて骨以外で白く染まっているのが血管だ。

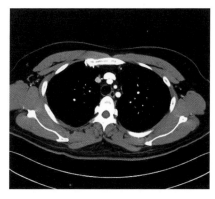

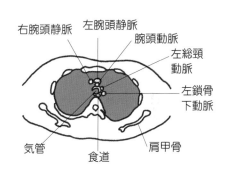

大動脈から腕と頭に血液を送るための血管が見えているよ。神様のいたずらで右は**腕頭動脈**（名前は腕と頭に行く動脈！　わかりやすい！）、左は**左総頸動脈**、**左鎖骨下動脈**となっているよ。
ちょっとシェーマで確認しておこう！

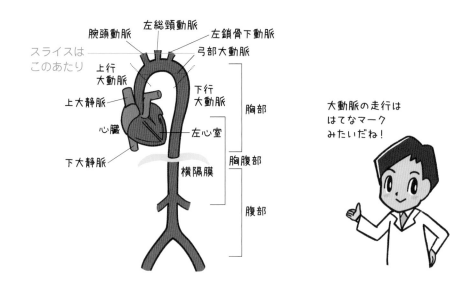

腕頭動脈　左総頸動脈　左鎖骨下動脈
スライスは
このあたり　　上行　　　　弓部大動脈
　　　　　　　大動脈
上大静脈　　　　　　　下行
　　　　　　　　　　　大動脈　　　胸部
心臓　　　　　　　左心室
下大静脈　　　　　　　　　　胸腹部
　　　　　　　横隔膜
　　　　　　　　　　　　　　腹部

大動脈の走行は
はてなマーク
みたいだね!

すこし、尾側にずらすと 3 本の血管が出てくる大血管が出てくるね（次頁参照）。これが
大動脈でこの血管を出すところを**弓部大動脈（大動脈弓）**っていうよ。

右側には上大静脈といって頭頸部から心臓に戻ってくる血液が流れる血管があるんだね。

頭とちがって左右対称ではないから難しいね。次のページで確認しよう!!

（解剖の名前はなじみがあるものが多いけれどね）

③ 胸部 CT 画像：大動脈と肺動脈をマスター（一番のキモ！）

大動脈はシェーマを紹介したね。3 本頭頸部に血管を出すところを**弓部大動脈（大動脈弓）**
と呼ぶんだね。**心臓から出て上に向かう部分を上行大動脈、3 本血管を出した後、下に向
かう部分を下行大動脈**というよ。

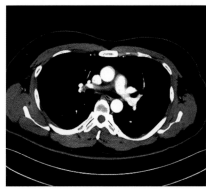
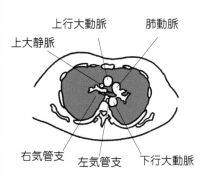

一番左のスカウト像でスライスの位置は示しているのだけど、血管だけのシェーマで示す
と右の図の通りだね。上行大動脈と下行大動脈が輪切りになって写っているね。
この造影 CT では、血管が白く染まって、きれいに輪切りになって写っているね。
大動脈解離という恐ろしい病気の際には、この血管を心臓から出るところからくまなく追
っていくことになるから、是が非でも**大動脈の走行は知っておいてほしい**な！　血管（動
脈）の大親分だからね。前ページの図の "はてなマークみたいな感じ" っていったらイメ
ージわくかな？（ってはてなマーク書いちゃった）

続いては**肺動脈**をチェック！　**「人」っていう漢字のように見える**かな？　うーんちょっ
と「入」にも見えるな…。

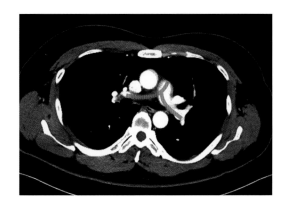

まず心臓の復習をしておこうかな。シェーマで確認しておこう！

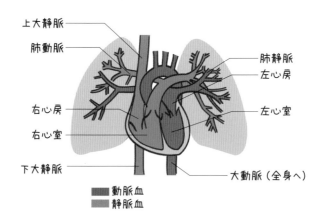

全身から上下大静脈を通って心臓（右心房）に帰ってきて、そこから右心室へ行って、肺へ到達するのが肺動脈だったね。酸素を取り込んでいる肺へ血液を送るためだね。頭と違ってきれいに左右対称ではないけれど、解剖の名前は中学校時代から習っているなじみのあるものだよね！

肺塞栓症を後で扱うけれど（p.90）、肺動脈に塞栓（血の塊が飛んできて詰まってしまうこと）を起こすこの病気は死んでしまう病気だよね。また**確定診断をつけるのに造影 CT が用いられる**ことが現在ではセオリーなんだ。

だから、**肺動脈と大動脈という血管は CT でもぜひぜひ覚えてほしい解剖**なんだ！っていうか覚えたくなったでしょ？

（いや別に上下大静脈や肺静脈がいらないことはないんだけどね）

Key となる解剖知識

大動脈：はてなマーク

　　　　頭頸部には毛が３本、じゃなくて頭頸部に向けて血管３本（右１本、左２本）；心臓から出て血管を出すまでは上行大動脈、血管３本の箇所は弓部大動脈、３本出した後は下行大動脈

肺動脈：CT 輪切りで見ると「人」型（左右の肺へ向かう）

どっちも胸部の致死的な病気（大動脈解離、肺塞栓）を診断するのに、造影 CT が超有用！　絶対覚えてほしいな！

④ 胸部CT画像：気管支と肺　お待たせ！　胸部のメインディッシュ!

ついつい血管で熱くなってしまった…。胸部と言ったら肺も外せないよね。

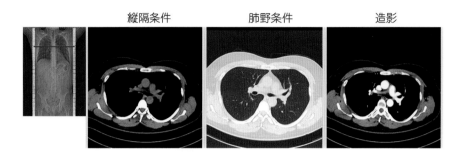

縦隔条件　　　　　　　　肺野条件　　　　　　　　造影

左から3番目が肺野条件だったね。ちょうど**このスライスは気管が左右の主気管支に分かれるところ**だね（p.77 参照）。

肺野条件だと肺に分布する細かい血管や気管支の構造もわかるんだね。両隣の縦隔条件だと真っ黒だもんね。

肺野は大きく左で2つ、右で3つに分かれているのだけれど、上中下と単純にスライスされているわけではないんだよ。難しい…。

なのでCT上では無理に覚える必要はないと思うよ。

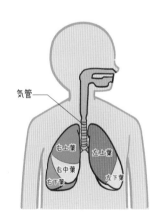

気管

右上葉　左上葉
右中葉
右下葉　左下葉

肺は肺胞という小さなブドウの房みたいな小部屋になるんだったね。イメージだけでも復習しておこうね（p.98 参照）。

肺の中や外に水がたまったり、外に空気がもれでたりといった異常を症例で扱うので、CTの肺野条件ってこんな風に見えるんだと次のページのように眺めておいてね。

肺に異常があるかを見たいときは肺野条件で見るんだよ！　縦隔条件では真っ黒だからね。

肺野条件の肺の CT

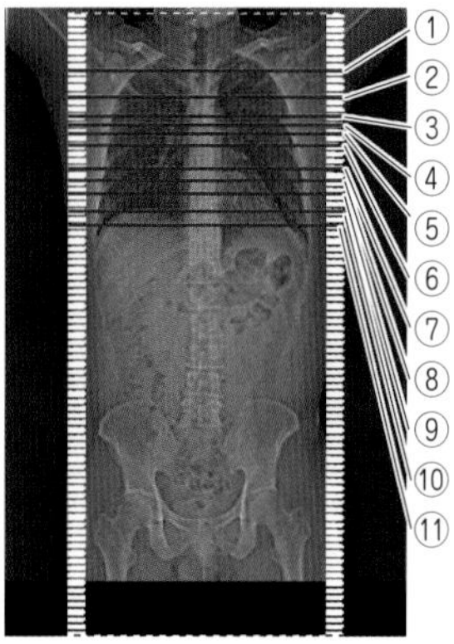

① 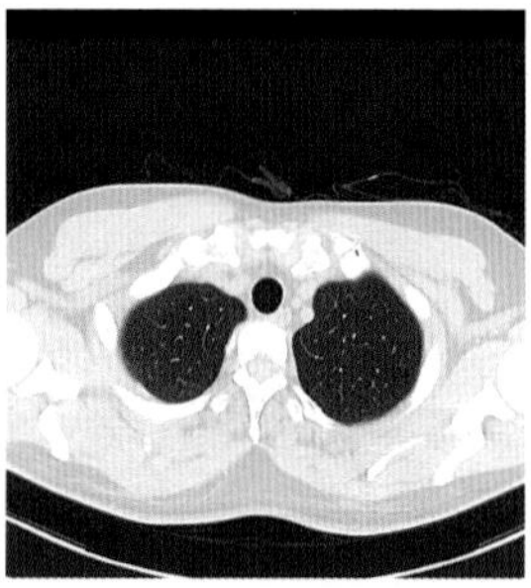 ② 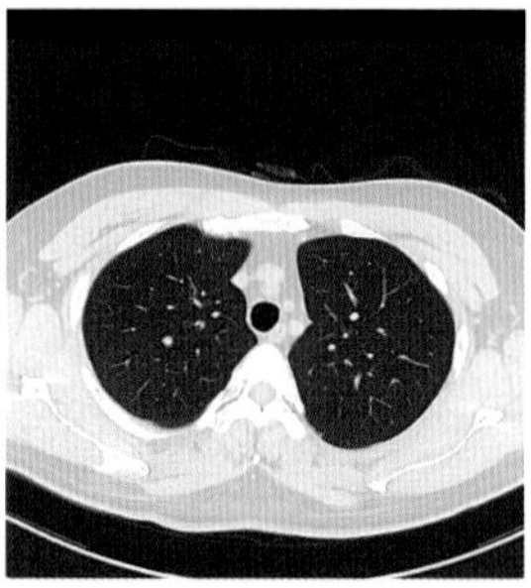 ③ 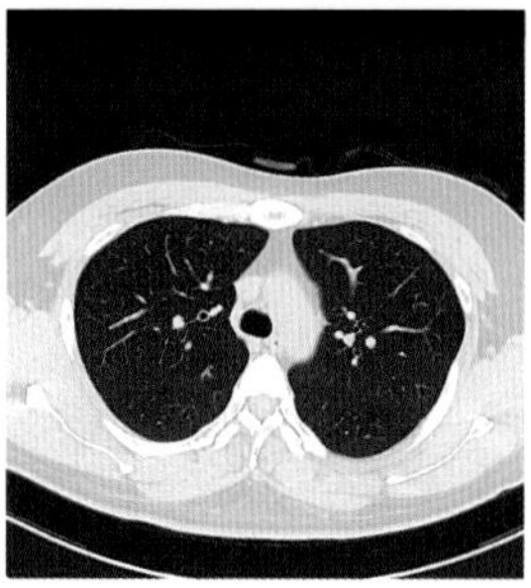 ④ 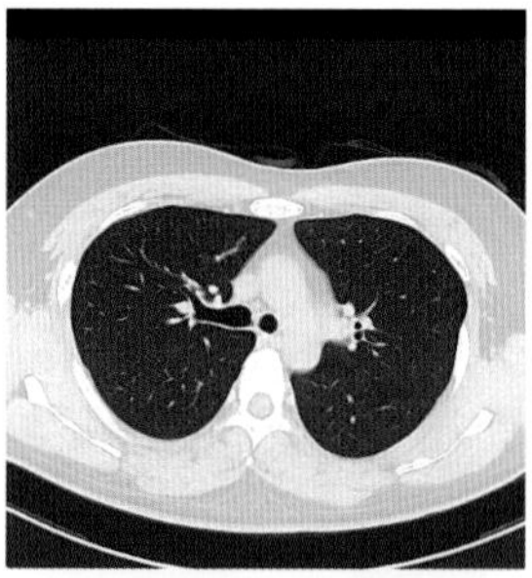 ⑤ 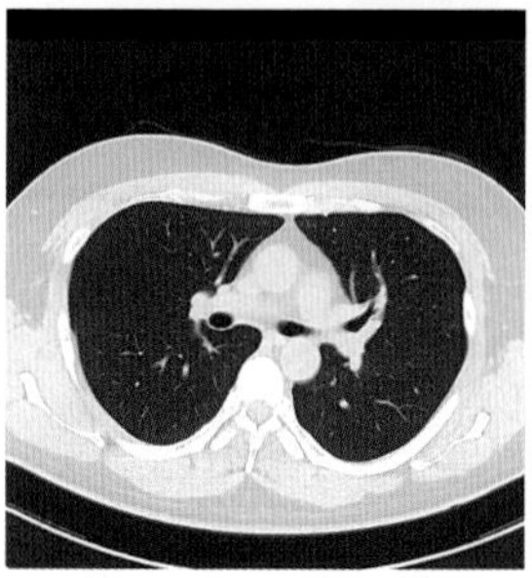 ⑥ 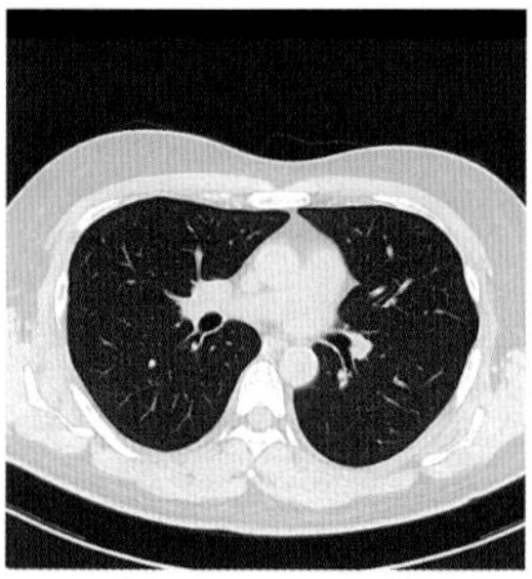 ⑦ 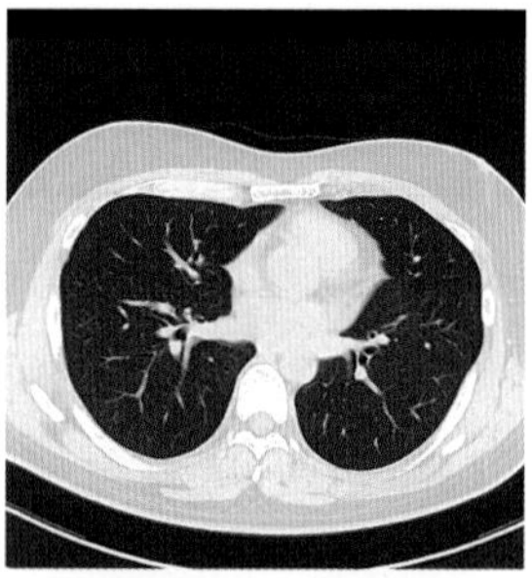 ⑧ 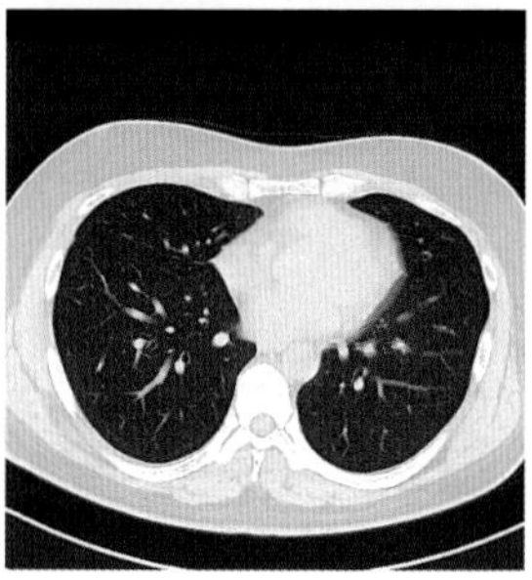 ⑨ 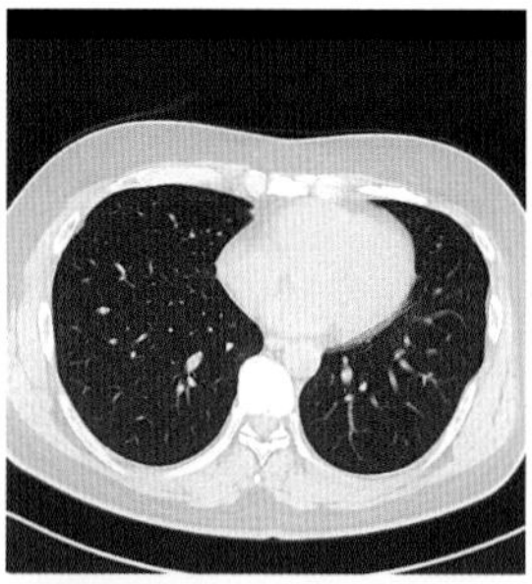 ⑩ 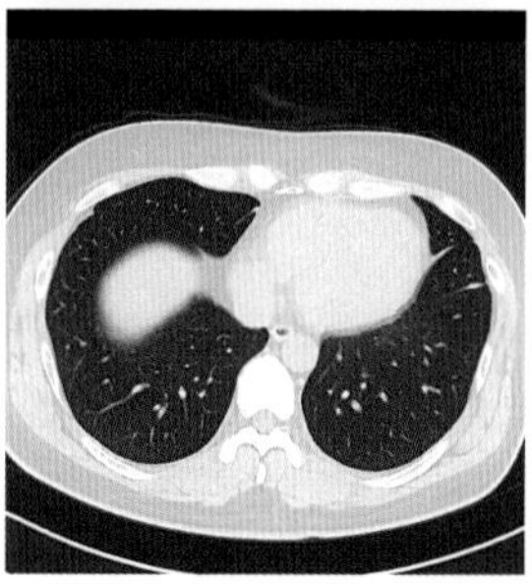 ⑪

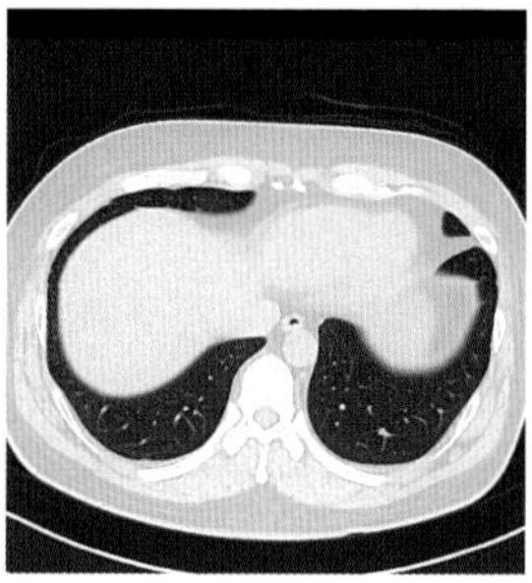

④

⑤

①

②

③

⑨

⑩

⑪

⑥

⑦

⑧

⑤ 胸部 CT 画像：縦隔臓器のボス 心臓

最後は心臓を見ていこうね。

CT で心臓の病気を見つけにいくことは少ないのだけど、心臓の解剖の復習をしておくと
しよう。

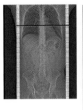
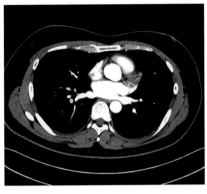
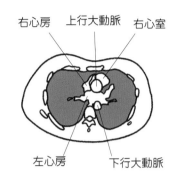

左心房の位置は、食道（ほぼぺちゃんこで見えないけど）**の目の前**（腹側って言うとかっ
こいい）なんだね。

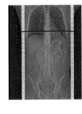
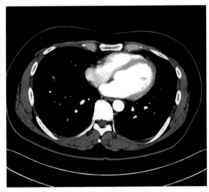
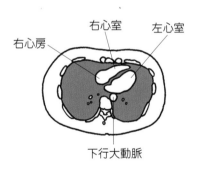

胸骨の真裏が右心室で**厚い筋肉に囲まれたのが左心室**だね。心室腔内が造影剤で白いのが
わかるよね。

さらに尾側のスライスを見ると。

81

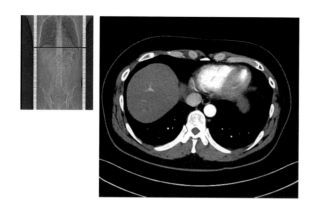

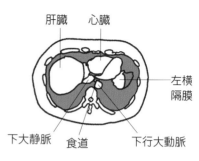

肝臓　心臓

左横
隔膜

下大静脈　食道　下行大動脈

右に見えますのは、肝臓と下大静脈でございます〜。

⑥　胸部 CT 画像：胸部 X 線の縦隔の名前を CT で理解しよう！

胸部の解剖

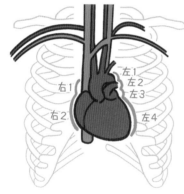

左第 1 弓：大動脈弓
左第 2 弓：肺動脈
左第 3 弓：左心耳
左第 4 弓：左心室
右第 1 弓：上大静脈
右第 2 弓：右心房

胸部 X 線のスケッチ（p.70）の際に縦隔を書くのだけど、右は第 1 弓（いっきゅう）と第 2 弓がそれぞれ上大静脈、右心房だよ。左は第 1 から 4 弓まであって、それぞれ大動脈弓、肺動脈、左心耳、左心室なんだ。左心耳はちょっと耳慣れないし難しいね〜（ちょっとスルーしちゃおう）。

次の CT の画像で右の第 1 弓と 2 弓、左の第 1 弓、2 弓、4 弓が縦隔の外側で肺に接しているのがわかるかな？

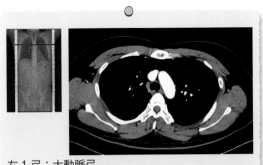

左１弓：大動脈弓
右１弓：上大静脈

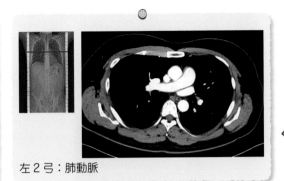

左２弓：肺動脈

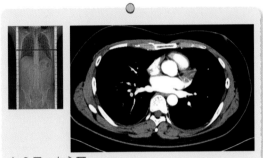

左３弓：左心耳
（左心室の方が外側だけど）

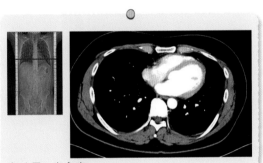

左４弓：左心室
右２弓：右心房

p.70 で書いた自分のスケッチを見直してみよう！
左の第１弓や第４弓は大動脈や左心室をイメージしてスケッチしてほしいな。

クイズ胸部 CT 画像：習った名前のおさらいだ！

答えは p.115

第 1 問

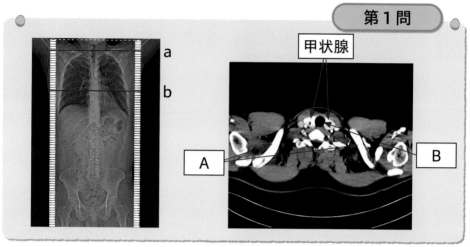

参考 p.73

①右の輪切りの画像を見て、スカウトは a と b どっちのスライスかな？　正しいほうを選んでね。

② A、B にあてはまる用語を書いてみよう。

　A（　　　　　　　　　）　B（　　　　　　　　　）

③次の文章の a と b から正しいほうを選んでね。

　このスライスに肺野は写って（a. いる、b. いない）。

第 2 問

① A、B、C にあてはまる用語を書い
　てみよう。

　A（　　　　　　　　　）

　B（　　　　　　　　　）

　C（　　　　　　　　　）

②次の文章の a と b から正しいほうを
　選んでね。

　大動脈からは（a.3 本、b.4 本）の動
　脈が頭頸部に向けて分岐する。

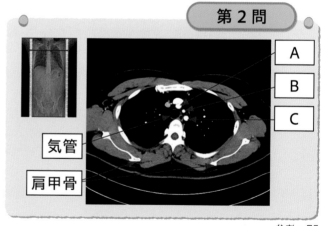

参考 p.75

③次の文章の a と b から正しいほうを選んでね。

　肺野は縦隔条件では（a. 真っ黒、b. 真っ白）である。

第3問

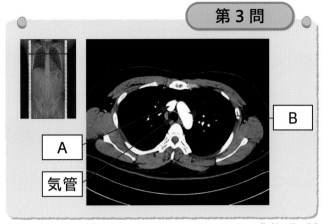

① A と B にあてはまる用語を書いてみよう。

A（　　　　　　　　）

B（　　　　　　　　）

②次の文章の a と b から正しい方を選んでね。

胸部 X 線で、A は（a. 右第1弓、b. 右第2弓）である。

③次の文章の a と b から正しい方を選んでね。

胸部 X 線で、B は（a. 左第1弓、b. 左第2弓）である。

参考 p.7、83

第4問

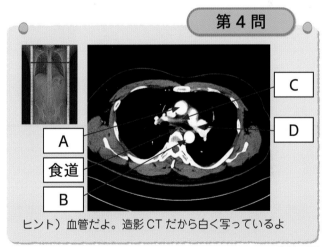

ヒント）血管だよ。造影 CT だから白く写っているよ

① A、B にあてはまる用語を書いてみよう。

A（　　　　　　　　）

B（　　　　　　　　）

② C、D にあてはまる用語を書いてみよう。

C（　　　　　　　　）

D（　　　　　　　　）

③次の（　　）に A〜D の中から正しいものを1つ選んでね。

左心室から出ているのは（　　）。

参考 p.77

① A にあてはまる用語を書いてみよう。

　A（　　　　　　　　　　）

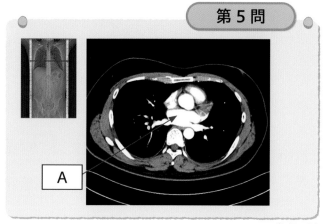

第 5 問

参考 p.81

① A、B にあてはまる用語を書いてみ
　よう。

　A（　　　　　　　　　　）

　B（　　　　　　　　　　）

② 次の文章の a と b から正しいほうを
　選んでね。

　胸部 X 線 で、A は（a. 右 第 1 弓、
　b. 右第 2 弓）である。

③ 次の文章の a と b から正しいほうを
　選んでね。

　胸部 X 線で、B は（a. 左第 3 弓、b. 左第 4 弓）である。

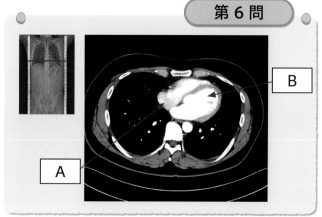

第 6 問

参考 p.81

急性大動脈解離

① 突然の胸背部痛

40代男性、勤務先にて9:30にデスクワーク中のところ、突然の胸背部痛あり。

30分後には救急搬送。冷や汗あり。

既往：高血圧

嗜好歴：タバコ20本/日を18年

来院時のバイタル：意識清明、血圧120/70mmHg（左右差なし）、脈拍110/分、SpO₂99%、

体温35.8℃

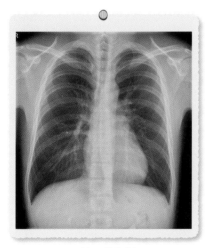

X線正常像例

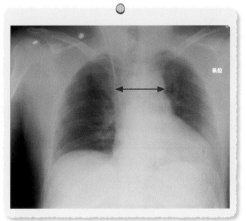

来院時X線

胸痛に加えて背部痛も！　冷や汗も…。

患者の冷や汗はこっちが冷や汗、タラー。

これは術前の写真だけれど、胸部X線では上縦隔が広い（↔）よね。

心臓もやや大きいよね。

正常像と比べてみようね。

急性大動脈解離では
血圧の左右差ありと
覚えがちだけど、左
右差なしの場合もあ
るからね。

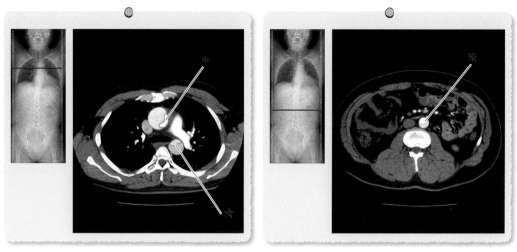

造影 CT：上行大動脈（＊）、下行大動脈（★）の解離　　　造影 CT：左総腸骨動脈（※）の解離

CT 所見は、**上行大動脈から左総腸骨動脈まで解離**あり。

上行大動脈ではきれいな円の中に白く造影剤が染まっているね。

まるい中に一筋の線が見えるよね。これがフラップだよ。血管が裂けてしまって、右の模式図みたいに見えるよ！

難しかったらいいんだけど、**＊のある狭いほうが真腔で、広いほうが偽腔**だよん。

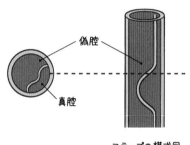

フラップの模式図

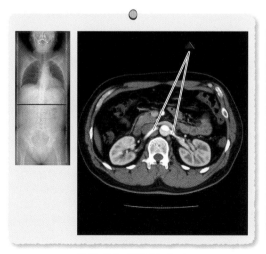

造影 CT：腎動脈（▲）

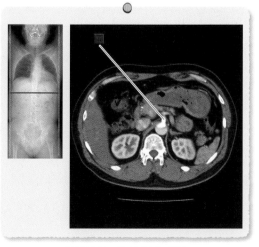

造影 CT：腹腔動脈（■）

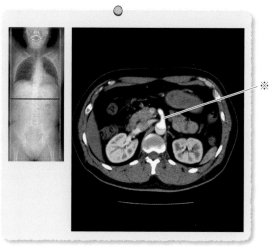

造影CT：上腸間膜動脈（※）

真腔を追っていくと、何とか腎動脈、腹腔動脈、上腸間膜動脈は白く染まって、臓器血流もよさそうだ。ホッとしたね。

上行大動脈44mm。基部は右冠動脈分岐直上まで解離があると思われたよ。心囊水はなしだね。心臓血管外科の先生に連絡して緊急手術になったよ。待ったなしなんだ‼

現場から、山田です！

『アナフィラキシー』

血管系の緊急疾患に造影剤は欠かせない。CTでは白く映るからね（復習、復習）！
でも命に関わる副作用があるんだ。それが、アナフィラキシー。
アレルギー反応で皮膚症状以外にも内臓（気道、呼吸、循環）に症状が出ることをいうよ。呼吸が苦しくなったり（のどや気管支が腫れる）、血圧が下がったり、嘔吐や下痢が起こったりするんだ。皮膚が派手でも怖くはないけれど、内臓までむくむと、のどのところだと窒息になるし、気管支だと喘鳴になるし、循環では血管が開いてショックになってしまうんだ！
大体の頻度は治療の同意書に書いてあるよ。皮膚症状は100人いたら、2-3人。内臓症状が出るのが（アナフィラキシーやアナフィラキシーショック）、2,000-3,000人に1人だよ（2-3/100と1/2-3000で覚えているよ）。先生と一緒に説明を聞くといいね。
もし起こってしまったら、医師を呼んで、タップリの補液とエピネフリンを0.3-0.5mg筋肉注射だ（太ももの外側にね）！

肺塞栓

① 動悸と呼吸苦

60 代女性、2 日前からの動悸と呼吸苦で来院。既往なし。

来院時のバイタル：血圧 113/90mmHg、脈拍 110/ 分、SpO_2 84%、体温 35.8℃、呼吸数 30/ 分以上

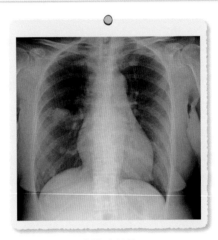

来院時 X 線

脈も呼吸も早くて、走ってきたのかと思ったら、酸素（SpO_2）が低い！

心電図はドキドキしているだけだし、胸部 X 線もきれい（気胸もない！）。

こんな時にピンと来てほしいのが**肺塞栓症**だ！

もちろん命に関わる大変な病気だよん。

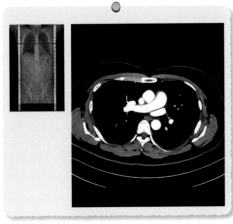

造影 CT 正常像例

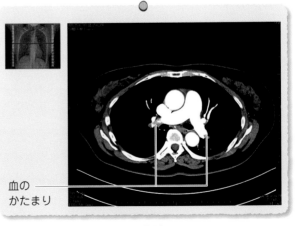

血の
かたまり

来院時造影 CT

CTでは肺動脈を見てほしい。**肺動脈は「人」の形**だったよね（p.77 参照）。

肺塞栓の原因は下肢の血栓が飛んでくることが多いんだ。

だから「人の足からきて人の足につく」って覚えてね。

「ふぁ？」って？　もう少しかみ砕いて説明しようね。

ヒトの足の血栓が、人の形をした肺動脈の"払いの部分"につくっていうことだよ。

正常な画像は（左）、造影剤によって肺動脈がきれいに染まっているよね！

でもこの患者さんでは（右画像）、**肺動脈の人の足のところに灰色のもの**があるよね。**これが塞栓**なんだ。やっと伝わった？

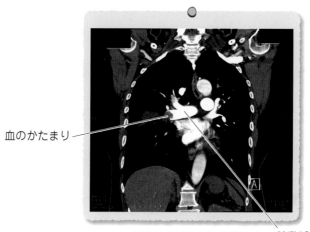

来院時造影CT 冠状断　　肺動脈

血のかたまり

肺塞栓

大動脈　　肺動脈　　血栓

漢字の"人"？

これは冠状断だね。いろんな切り口で見るとイメージわいたかな？

血栓は足から飛んでくることが多いから、必ず、**2回目の撮影（静脈を見るためね）では足のほうまで撮影する**よ！

この症例は、大きい血栓はすでに足にはなくて、飛んじゃった後だったんだよ。

（大きい血栓が残っているときは、フィルターといってこれ以上血栓が飛んでこないような処置をすることがあるよ）

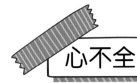

心不全

① 急性心不全

67 歳男性、もともと糖尿病、高血圧、脂質異常症で通院歴があった。

夜中 4 時に突然の呼吸苦で目が覚めて収まらず、救急車要請。

来院時のバイタル：GCS E3V3M6、血圧 176/137mmHg、脈拍 132/ 分、呼吸数 40/ 分、SpO$_2$95%（10L リザーバー）、体温 36.5℃

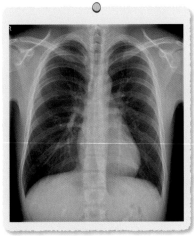

X 線正常像例

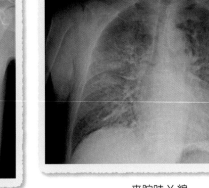

来院時 X 線

典型的な左心不全の症状だね。夜中に苦しくって目が覚めることを**発作性夜間呼吸困難**（そのまんま）というよ。

あとは**起坐呼吸**が有名だね（ペタンと横になれずに座ったり、枕を高くして寝たりするよ）。

この方は高血圧の治療を中断してしまって、ほったらかしだったんだ。

肺の真ん中あたりにチョウチョがいるように見えるかな？　**典型的な肺水腫の画像**だよ。

別名 Butterfly shadow（**バタフライシャドー**）という名前がついているよ。

きれいにお花が咲いたようにも見えるんだけどね〜。

夜中に一緒に治療にあたってくれた循環器の先生に感謝！
治療のかいがあって、ほら徐々に晴れ間が見えてきた（2日後、3日後）！
その後、飲み薬に変えて退院するころにはきれいさっぱり（ちと心臓は大きかったが）！
今度はきちんと通院してほしいな～。

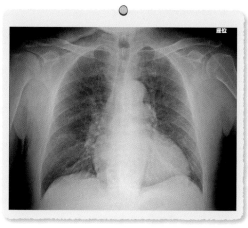

2日後

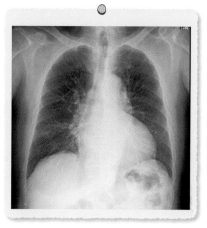

3日後

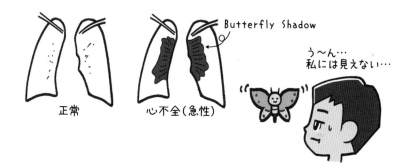

正常　　　　心不全（急性）

② 徐々に進行してきた心不全

87 歳女性、もともと僧帽弁閉鎖不全症のある方

来院 3 週間前から下肢の浮腫を認め、1 週間前から歩行時の呼吸苦を自覚していた。

来院前日より、安静時でも呼吸苦があり、来院当日は起坐呼吸となり、救急受診。

来院時のバイタル：血圧 190/86mmHg、脈拍 80/ 分、SpO$_2$ 99%（酸素 6L）、体温 36.1℃

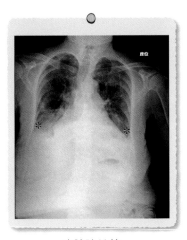

来院時 X 線

こちらは**徐々に進行してきた「右心不全→両心不全」の典型例**だね。

肺野はもちろんだけれど、肺の両端（CP Angle：Costo-phrenic angle（**肋骨横隔膜角**）p.70 参照）がにぶちんだね（CPA が鈍と言うよ）。

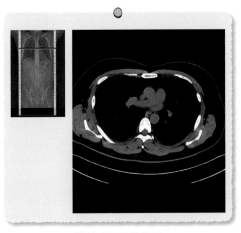

単純 CT 正常像例

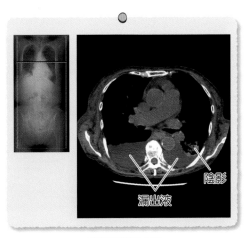

来院時単純 CT

これは**たまった胸水が肺の周りにある**からなんだ。

CT の写真では肺の中にも陰影があるけれど（肺炎も合併していたみたい）、両方の肺の周りに何かがあるね。

これ、全部**しみだした水**なんだ（**漏出液**）。

これを座位で見ると水が下のほうにきて、来院時の X 線画像のように見えるんだよ。

同じ心不全でも急性心不全とは見え方が違うよね！　面白いでしょ!?

心
不
全

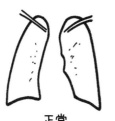
正常
（胸水なし）

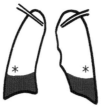
胸水あり（坐・立）

肺炎　黒ではなく白い影を探せ！

一般内科の外来や救急外来では見ない日はないくらい、たくさんの肺炎の患者さんがいるよね。病棟でもケアにあたったことがある人も多いんじゃないかな。

胸部 X 線では肺の一部が白っぽく見えるよ。そんな一部の白い影を見たら、真っ先に疑ってほしいな！　ここでは心臓になった気分で、その位置関係から白い影を把握しよう！

 心臓より上に白い影

40 代男性、来院 5 日前より発熱、咳が続いている。ペットの飼育歴なし。

来院時のバイタル：意識清明、血圧 120/66 mmHg、脈拍 94/ 分、呼吸数 22/ 分、SpO₂ 98%、体温 39.1℃

来院時 X 線

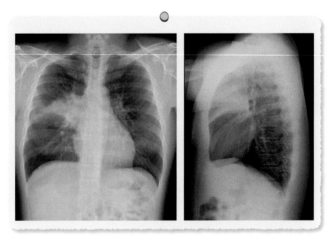

来院時 CT
（肺野条件）

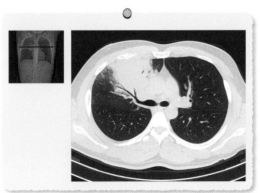

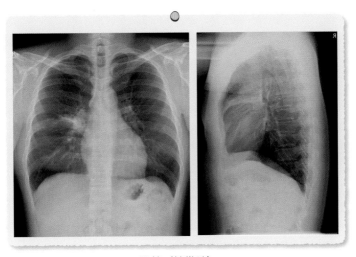

X 線（健常時）

右上部が白くなっているね。

30 代男性、糖尿病性腎症で透析中。

2 日前より発熱、病院受診を勧められ来院。

来院時のバイタル：意識清明、血圧 130/82mmHg、脈拍 124/ 分、呼吸数 20/ 分、SpO_2 96%、体温 38.1℃

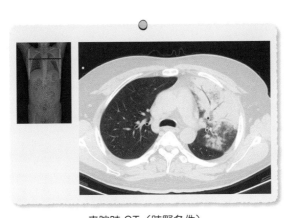

来院時 CT（肺野条件）

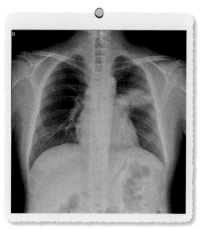

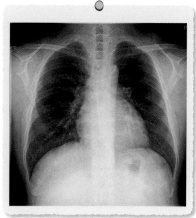

来院時 X 線　　　　　　　　　　　　X 線（健常時）

CT で普段は目立たない気管支が、周りが膿の海（言いにくい…）になっていて、はっきりわかるね。Airbronchogram（エアブロンコグラム：気管支含気像）っていうんだよ。

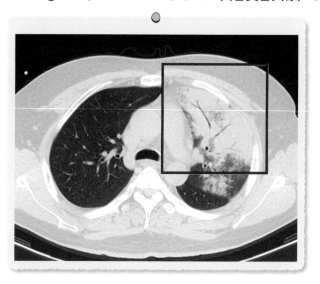

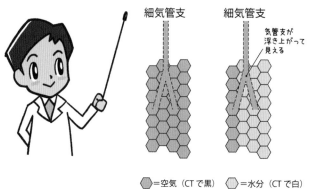

② 心臓の脇に白い影

続いて、心臓の脇に白い影があるタイプね。

70代男性、膀胱がんと高血圧がある。

2日前からの発熱で来院。軽度咳あり。

来院時のバイタル：意識清明、血圧150/70mmHg、脈拍77/分、呼吸数20/分、SpO$_2$ 98%、体温37.6℃

肺炎 黒ではなく白い影を探せ！

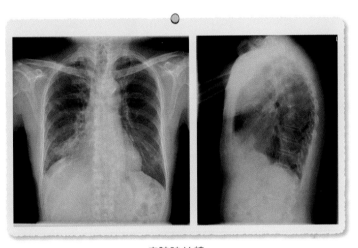

来院時X線

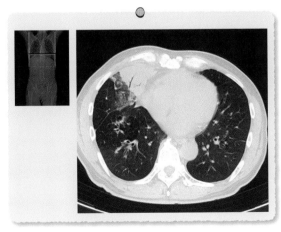

来院時CT（肺野条件）

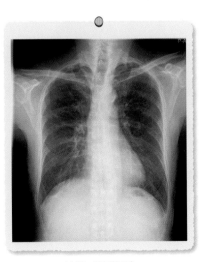

X線（健常時）

80 代男性、肺気腫があり、呼吸器内科に通院中。

来院 2 日前より、微熱、倦怠感、呼吸苦あり。痰に色がついてきたため来院。

来院時のバイタル：血圧 126/93mmHg、脈拍 104/ 分、呼吸数 24/ 分、SpO$_2$98%、体温 37.4℃

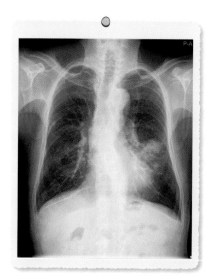

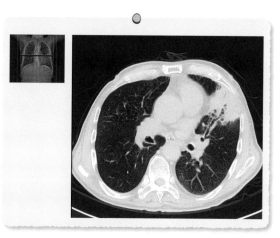

来院時 X 線 /CT（肺野条件）

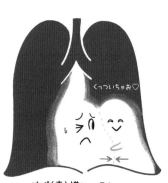

すぐ（真）横にいると
心臓のedgeが見えない！

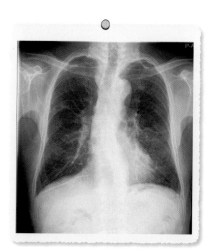

X 線（健常時）

この症例の X 線画像は、**白い影が心臓と一緒くたに見える**ね。

好きな人に言い寄られるならまだしも、肺炎の白い影に言い寄られたら、たまらないね。

③ 心臓の下のほうに白い影

最後に、心臓の右下、左下が白いパターンも見ておこう。

50 代男性。来院 5 日前からの発熱、前日より意識障害、ろれつ難で救急車要請。

来院時のバイタル：見当識障害あり、血圧 166/111mmHg、脈拍 132/ 分、呼吸数 30/ 分、SpO₂ 92%（room air）、体温 39.9℃

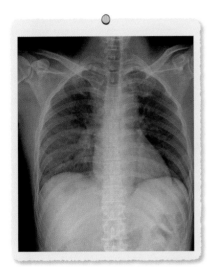
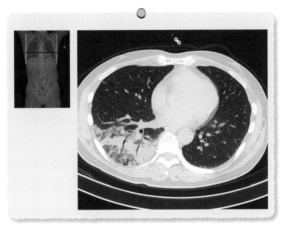

来院時 X 線 /CT（肺野条件）

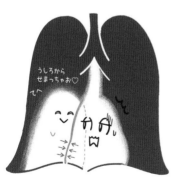

真横でないと（ななめうしろだと）
心臓のedgeが見える！

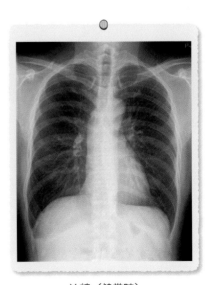

X 線（健常時）

70 代女性。

来院 4 日前からの発熱、前日から悪寒と咳で来院。

来院時のバイタル：意識清明、血圧 119/65mmHg、脈拍 93/ 分、呼吸数 20/ 分、SpO_2 97%、体温 38.5℃

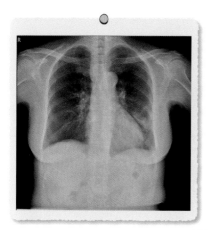
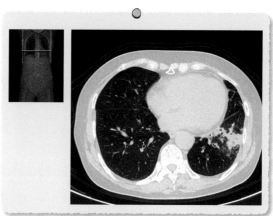

来院時 X 線 /CT（肺野条件）

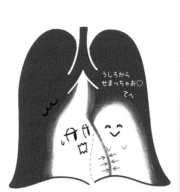

真横でないと（ななめうしろだと）
心臓の edge が見える！

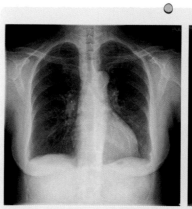
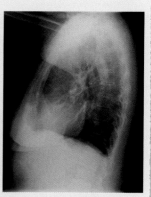

X 線（健常時）

白い影が脇からくると心臓と一緒くたに見えて、心臓の脇がはっきりと追えないんだよね。

右後ろや左後ろからくると心臓の脇はきちんと見えるんだ。

心臓の辺縁が追えるか追えないかで白い影がどこにあるかがわかるよ！

胸部 X 線、恐るべし！

④ 発展＜山田からの挑戦状＞

70 代男性。

車の中で動けなくなっているところを近所の人が発見し通報。発熱悪寒あり。

来院時のバイタル：GCS E4V4M6、血圧 156/85mmHg、脈拍 108/ 分、呼吸数 22/ 分、SpO₂ 92%、体温 40℃

肺炎 黒ではなく白い影を探せ！

胸部 X 線では肺に白い影はなさそうだけど、しっかり肺炎なんだ。どーこだ？

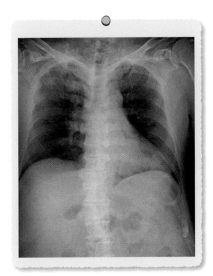

来院時 X 線

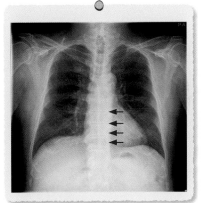

X 線（健常時）
下行大動脈のライン（←）が
はっきり見える！

心臓の影が濃く見えているね！　心臓に毛が生えているわけではないよ w
下行大動脈のラインが追えないのはわかるかな？
心臓の真後ろが肺炎になるとこんな風に見えるんだよ！
歩ける患者さんだったら側面像まで撮って欲しいところだよね。

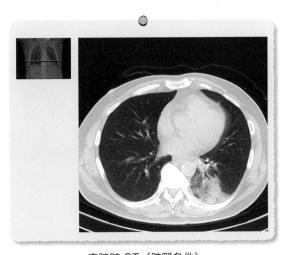

来院時 CT（肺野条件）

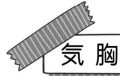

気 胸

① 続発性（緊張性）自然気胸

68 歳男性、気腫合併特発性肺線維症の既往がある方。

背伸びして、せき込んだ時から呼吸苦の増悪あり。ヘルパーさんが救急車要請。

来院時のバイタル：血圧 190/106mmHg、脈拍 122/ 分、呼吸数 42/ 分、SpO₂ 84%（リザーバー10L）

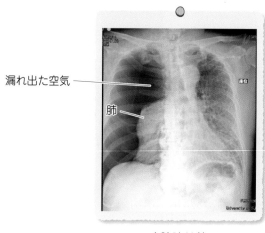

漏れ出た空気

肺

来院時 X 線

いやいや、SpO₂ が上がらなくて、徐々にチアノーゼがひどくなってきてしまって、チューブ入れるのには時間がかかると思ってね（いやいやこっちが冷や汗かくね！）。

現場から、山田です！

『緊急脱気』

緊張性気胸でチューブを使った脱気よりも
右のような簡単なものを使って
救命のために脱気をします!!

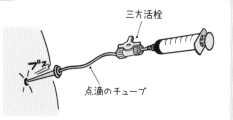

三方活栓

点滴のチューブ

やったよ〜。あれ！ 第二肋間、鎖骨中線に、"ブスッと一発！"（その後に、三方活栓と 50mL シリンジをつけて**脱気**したよ） その時の X 線画像がこれ。

CT 画像では、もともとの肺が悪いのがわかると思うんだけど（正常例も見直してみてね）、**肺の周囲の黒いところは「空気（＊）」**なんだ。
肺の中は肺胞や血管、神経などがあるから、空気の見え方も違うよね。
"肺の外の黒は漏れ出た空気！"

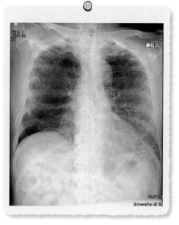

気胸

来院時 X 線：脱気後

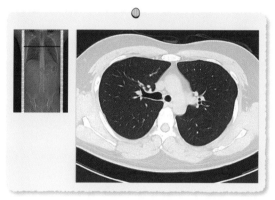

CT（肺野条件）正常例

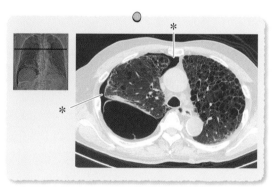

来院時 CT（肺野条件）

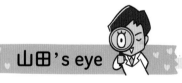

山田's eye

『緊張性気胸』

肺の外に空気が漏れ続けると、肺はぺちゃんこ。酸素がうまく取り込めず、呼吸の異常をきたすのはわかるよねん。
さらに漏れ出た空気が心臓（右心房、右心室）まで押して、全身から血液が心臓に戻れずに血圧まで下がってしまい、最悪死んでしまう……。げに恐ろしや。
気づいて（これ大事！）、脱気さえできれば、助かっちゃうぜぃ（医療ドラマの鉄板ネタ）！

② 原発性自然気胸　緊張性なりかけ

10 代女性、来院当日、教室で座っていたところ、右胸痛あり。

保健室で SpO_2 が 88% まで低下したが、自然に軽快した。夜、救急部へ。

来院時のバイタル：意識清明、血圧 116/70mmHg、脈拍 84/ 分、呼吸数 24/ 分、SpO_2 98%、体温 36.6℃

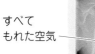

すべて
もれた空気

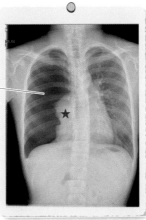
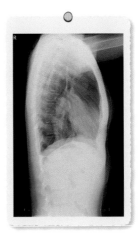

来院時 X 線

これはわかりやすいよね！　★がつぶれた肺。

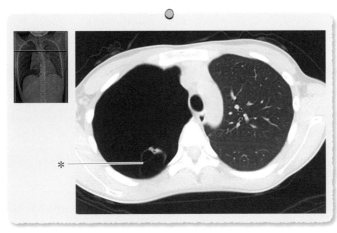

来院時 CT（肺野条件）

CT はこれ。

なんだか空気袋（＊）みたいのがあるね。これが原因で**気胸**を起こしたんだね。

胸腔チューブを入れて時系列で見てみようね。

106

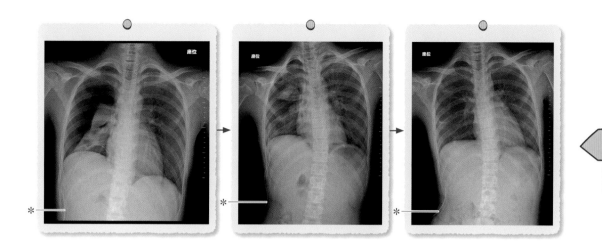

徐々に肺が膨らんできたのがわかるかな？
（＊は胸腔ドレーンチューブ）

次は胸腔鏡下での写真だよ。
原因となった空気の袋がわかるかな？
その原因を取り除いたよ！

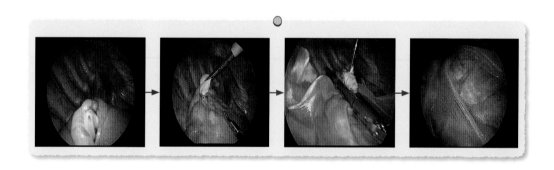

③ 原発性自然気胸　軽症

20 代男性、右胸部違和感あり。

来院前夜に、喫煙していたら違和感が出現した。咳なし。

来院時のバイタル：血圧 98/50mmHg、脈拍 54/ 分、呼吸数 18/ 分、SpO₂ 98%

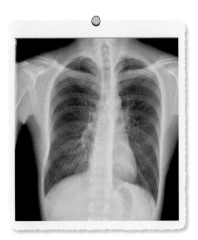

来院時 X 線

これは難問だよね。あまりに小さいと見逃しちゃうかも。X 線ではわかりにくい症例もあるんだよ！

＊印のところわかるかな？　ここには血管や気管支の影が全くないよね！

さあ右と左をよーく比べるんだよ！　見えてきたね〜。

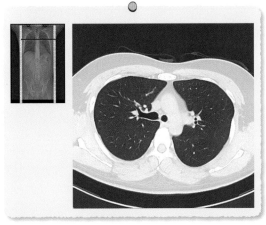

CT（肺野条件）正常像例

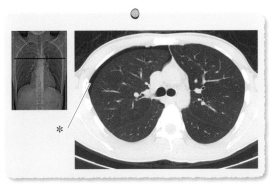

来院時 CT（肺野条件）

CT でも今までの症例に比べて肺の周りの黒が少ないよね！

気胸と一口に言ってもいろんな重症度があるからね！

肺挫傷と肋骨骨折

① この白い影は肺炎？　じゃなーい

38 歳女性、普通乗用車同士の交通事故で、相手が側面から衝突し横転。

患者は後部座席で子どもを膝にのせて乗車しており、シートベルトなし。

頭部に裂傷、左胸部を痛がっている。

来院時のバイタル：血圧 133/88mmHg、脈拍 109/ 分、呼吸数 24/ 分、SpO$_2$ 97% (room air)

「ちゃんとチャイルドシート使えよ！」って言いたくもなるけれど、子どもはチャイルド
シートに乗りたがらないんだよね。

「おかあちゃんがいい～（泣）」って騒がれちゃうと余計危ない感じもするし…。

安全性も高くて、赤ちゃんも喜んで乗ってくれるようなのないかな～。

ひとまず子どもはなんともなくて、ほっ。

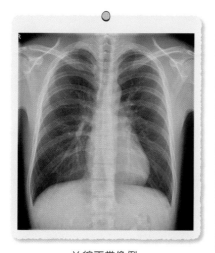

X 線正常像例

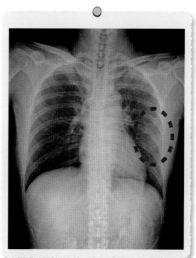

来院時 X 線

胸部 X 線画像では、**左の中肺野がやや透過性低下**しているのはわかるかな？

多発の肋骨骨折まではわからないかな？（僕も自信ありません！　読める人メールください）

そんな時の神様、仏様、CT 様を見てみよう！

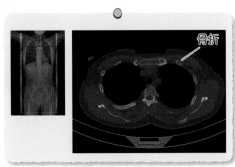

CT（骨条件）

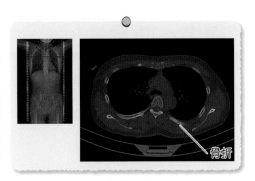

CT（骨条件）

CT では、骨条件にすると**肋骨骨折はわかりやすい**よね。

ずれているのがわかるかな？

逆に肺野条件だと肋骨骨折は容易に見逃しちゃうぞ！

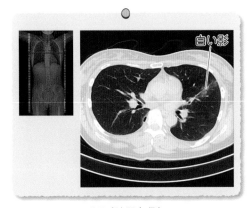

CT（肺野条件）

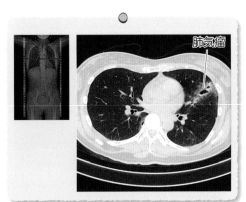

CT（肺野条件）

肺野条件にすると、**左に白っぽく影**があるのがわかるかな？

肺炎とおんなじに見えるよね〜。病歴や診察がないとよくわからないよね。

少し尾側に行くと空気の穴ぼこみたいなのが白い影の中にあるのがわかるかな？

肺気瘤（Pneumatocele）と言われているよ。

肺挫傷の時にときどき見られるもので（外傷だけではないのだ

けど）、みんなに見せたかったので載せてみたよ！

肺の外にはないから気胸ではないんだよ。

おまけだから無理して覚えなくていいよ〜。

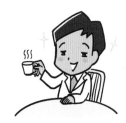

外傷性血気胸

 気胸は気胸でも…

30歳男性、バイパス走行中の交通事故。

助手席乗車中で、運転手とともに同時搬送された。

雨でスリップしコントロール不能となり、対向車とオフセット衝突*したようである。

左胸部を痛がっている。

皮下気腫も触れて、左の呼吸音も聞こえにくい。いそげ ――!

来院時のバイタル：血圧140/80mmHg、脈拍80/分、呼吸数24/分、SpO2 96%（リザーバー10L）

*オフセット衝突：自動車の正面衝突のひとつで、車体の前面の一部が他の車体や障害物にぶつかること。

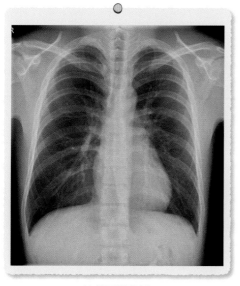

X線正常像例

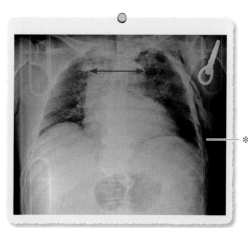

来院時X線

バックボードを外す前にすぐに撮影してもらった写真だね。金具もわかるかな？

この症例のように**高エネルギー外傷**が疑われる病歴の場合は、放射線技師さんに前もって声掛けしておくとスタンバイしてくれるよん。

多発肋骨骨折や大量血胸はないんだけれど、左の肋骨の外に空気（＊）があるよね!!

皮下気腫が X 線画像でわかるんだ。

触診すると握雪感（あくせつかん）が触れるよ（南国住まいの人ごめんね。雪さわったことないもんね）。

あと心配なのは**上縦隔の拡大**（↔）だね。

もちろん全身の CT 撮影（造影もね）に行くことになったよ。

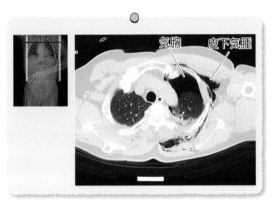

CT（肺野条件）

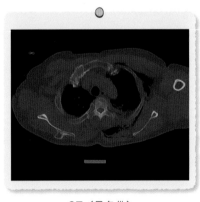

CT（骨条件）

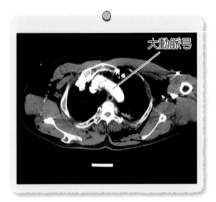

造影 CT

CT 肺野条件では、**胸郭の外に漏れ出た空気が黒く写っている**よね。これが**皮下気腫**。

肺の外に漏れ出た空気が黒く写っていて、これが**気胸**。

あなたの後ろの黒い影は…（きゃー逃げて ―――。いや自分の影じゃん!?）。ふざけている場合じゃないね。ごめんごめん。

造影 CT では、心配していた大動脈弓に解離や瘤は見あたらず一安心だ。

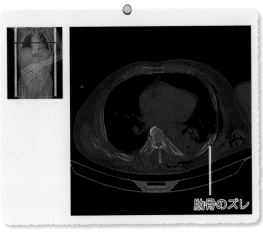

CT（骨条件）

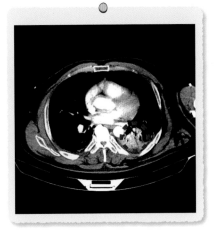

造影CT

肋骨骨折は骨条件で見るんだったね。ズレはわかった？

背側に追いやられた肺野が、造影すると染まって濃く見えるよね（:::)。

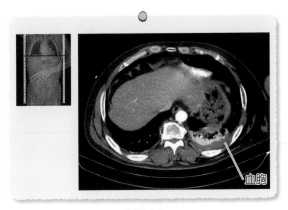

造影CT

さらに尾側のスライスには、うっすら胸郭内にたまりができていて
血胸だと思われるよ。肋骨も折れているしね。

外傷によってできた気胸は自然ではないから自然気胸とは言わないんだ。**外傷性気胸**と言
って二次性の気胸に分類されるんだね。
不自然気胸って言ってくれればいいのに…（余計わかりにくいかな!?）

現場から、山田です！

『少量血胸 / 大量血胸』

外傷診療ではまず目の前で死んでしまう病態に着目しよう。TAF な 3 X（タフ・スリーエックス）といってもいいんだけど、今回は日本語で紹介しようね。その名も "ケガ来たドキドキ"

ケ　血胸

ガ　開放性気胸

来　緊張性気胸

た　タンポナーデ

ド　動揺胸郭

キド　気道閉塞

血胸は "大量血胸" を最初に見つけたいね。超音波や胸部 X 線といった患者さんを動かさないでできる検査だからいいよね。

大量血胸の場合は血液があるから、白っぽく写るからね。空気は黒だったね。

血胸の量によって見え方は違うからね〜。

少量の血胸は最初の X 線ではわからなかったりするよ。少量の場合は CT 検査でないとわからないことも多いよ。そんな時は慌てない、慌てない（ほかに慌てる外傷があればそっち優先）。

● クイズ胸部 CT 画像の解答

第 1 問

① a. 一番頭側のスライスだね！

② A：鎖骨、B：気管。

③ b. まだこのスライスでは肺が見えていないね。

第 2 問

① A：腕頭動脈、B：左総頸動脈、C：左鎖骨下動脈

② a. 左右 2 本ずつだったらわかりやすいのにね。①の血管 A・B・C だよ。

③ a. 縦隔条件では肺は真っ黒にしか見えないね。肺の異常を見つけるときは肺野条件で見ようね。

第 3 問

① A：上大静脈、B：大動脈弓

② a. 右第 1 弓。

③ a. 左第 1 弓。

第 4 問

① A：上行大動脈、B：下行大動脈

② C：（右）肺動脈、D：（左）肺動脈

③ A. 左心室から出るのは上行大動脈だね。

第 5 問

①左心房

第 6 問

① A：右心房、B：左心室

② b. 右第 2 弓。

③ b. 左第 4 弓。

115

腹部X線・CT
Abdominal x-ray/CT

- ☑ 1. 左右を比べる（いつもね！）
- ☑ 2. X線とCT画像を見比べよう！
- ☑ 3. 外傷時には骨条件も必ずcheck！

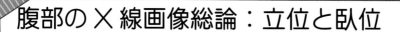

腹部の X 線画像総論：立位と臥位

腹痛の患者さんに X 線画像を撮ることがあるけれど、近頃はエコーの発達や日本の病院の CT へのアクセスの良さから、ちょっと影が薄いかな？

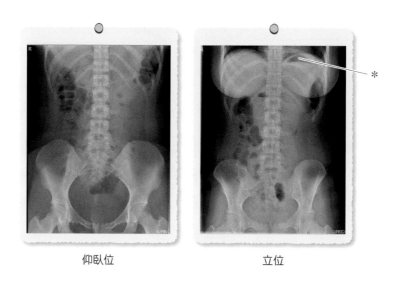

仰臥位　　　　　　　　　立位

これは実は虫垂炎の患者さんの X 線なんだけれど、もちろん虫垂炎は腹部 X 線で診断しないから安心して！

胸部 X 線のスケッチ（p.68）で学んだように、**「白」く写っているのは「骨」**だね。脊椎や肋骨、骨盤や大腿骨まで写っているね。**「黒」く抜けているのは「空気」**だね。

腹部 X 線では**大腸のガス**（出たら、お〇ら）が見えるのは正常だよ。

少し灰色で細かいガスが含まれているのはう〇こだね。

胃と小腸の間や小腸と大腸の間には弁があって（便じゃないよ）**小腸のガスはわからないことが多い**んだ。

立位の写真の左横隔膜の下には黒いキャップ（＊）があるのが見えるかな？　＊は「**胃泡**」といって胃の中のガスだね。立位にすると液体とガスの境界がまっすぐ横に走るんだ。患者さんを仰向けにして撮った画像にはないよね。

腹部 X 線の立位像で、小腸にこの黒キャップ（液面形成）があると腸閉塞を疑う所見のひとつなんだよ（p.130 参照）。

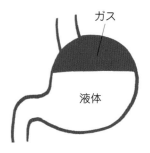

腹部 CT 総論

① 腹部 CT 画像：いろんな条件を見てみよう

腹部 CT は胸部のように肺野条件はないからね。単純 CT、造影 CT、外傷では骨条件といった撮影条件になるよ。

一番左がスカウト画像といって、位置決めのためのものだったね。ずいぶん、見慣れてきたんじゃない？　その調子、その調子！　この画像では、左から 2 番目が単純 CT、3 番目と 4 番目が造影 CT だね（タイミングをずらして撮影しているよ）。

単純	造影	造影

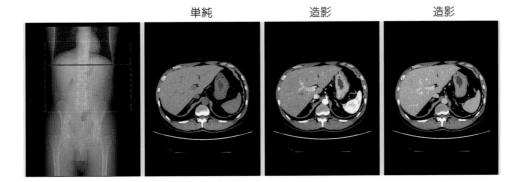

単純 CT

臓器は「灰色」に見えるよね。胃や腸の中の**「空気」**は**「黒く」**写るよ。いわゆる**「脂肪」**も**「黒く」**見えるからね。えっ？なんでって？わかんないよ～。

造影 CT

"造影剤"という武器をつかうと、血管（や臓器）の破綻がわかるんだ。これは胸部 CT のところでも説明したよね。**「血管」**が**「白く」**写るよ。

骨条件

「骨」は**「白く」**写るんだね。骨折がわかりやすくなるよ。頭蓋骨のところでも骨条件は出てきたからわかるよね!?（症例で、外傷のところで出てくるからね。心配しないでね）

○━┳ Key 腹部CTの見え方は条件によって違う！

単純：「臓器」が「灰」、「空気」と「脂肪」は「黒」、骨は「白」
（骨条件：外傷の際に骨折をわかりやすくする）
造影剤は「白」、これはいつも一緒だね。

② 腹部 CT 画像：上腹部にはたくさんの臓器が

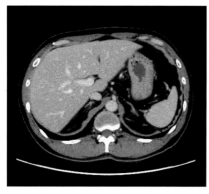
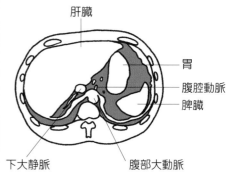

肝臓

胃
腹腔動脈
脾臓

下大静脈　　　　　　　　腹部大動脈

大きな血管２つ、**下行大動脈（横隔膜より下は腹部大動脈っていうよ）**と**下大静脈**を確認しよう。胃と肝臓と脾臓が見えているね。大動脈から出ている血管（腹腔動脈という名前だけど別に覚えなくていいよ）が、枝分かれして肝臓、胃、脾臓に分布しているよ。

もう少し尾側（足の方）の輪切りの写真を見てみよう。

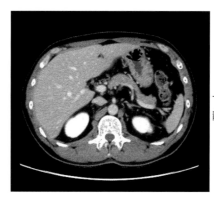
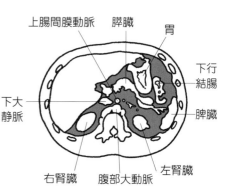

上腸間膜動脈　　膵臓　　胃

下行
結腸

下大
静脈

脾臓

右腎臓　　腹部大動脈　　左腎臓

腹部の真ん中に**膵臓**が、背中側には**腎臓**が見えてきたね。おなかの周りをぐるっと旅してきた**大腸**も写っているよ。
ちなみに、腹部大動脈から出ている血管（**上腸間膜動脈**というね）は膵臓や小腸に広く分布しているよ。

さらに尾側のスライスを見てみると、

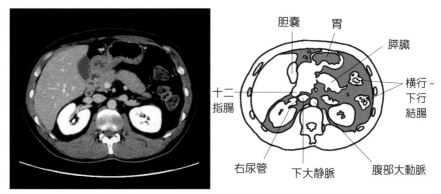

脾臓は姿を消し、胃も終わりを迎え（このスライスでの話ね）、**十二指腸**につながっているね。肝臓の下面には**胆嚢**がお出ましだ。

上腹部にはたくさん臓器があったね。

胃や大腸の中の「空気」や腎臓、脾臓の周りの「脂肪」も「黒」いのがわかるよね。この方の皮下脂肪は薄いね。えっ？僕じゃないよ〜。

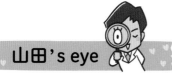

『造影CT』

造影剤を使うにはもちろん静脈路（ルート）が必要だね。

特に動脈相（p.119 の右から 2 番目）を撮影するには太目のルート（22G 以上）と耐圧ラインが必要だよ。

みんながルートの確保をしてくれている間にドクターはアレルギー歴を聞いたりして、患者さん本人や家族に同意書をもらっているよ。

造影CTは単純CTより、うんと手間ひまがかかるんだ。

③ 腹部 CT 画像：中腹は腸管だらけ

肝、胆、膵、脾、腎、胃とたくさんの上腹部の臓器があったね。続けて読むと何か必殺技みたい…もちろん臓器を出入りする血管もあるわけだから大変だ〜。もう勘弁と思っているでしょう？

ちょっと休憩というわけではないけれど、おなかの中盤はたくさん臓器の名前が出てきたりしないから安心してね。**中腹は腸管の居場所**なんだね。

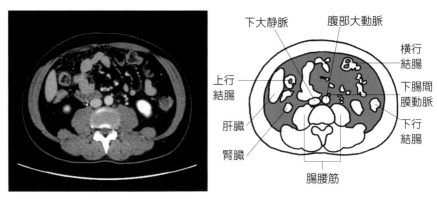

肝臓と腎臓の下端が見えているね。

造影 CT だと腸管へ分布する血管が白く染まっているのがよくわかるね。腹部大動脈から出ている血管（**下腸間膜動脈**）がいわゆる大腸を栄養するんだよ。

その次は

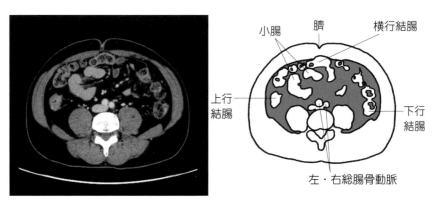

実質臓器（肝臓とか腎臓とかね）は、いよいよ見えなくなったね。

右端の腸管は**上行結腸**、腹側を横切っているのが**横行結腸**、そこから続く左端の腸管が**下行結腸**だよ。

右と左があべこべだからね！　もう大丈夫だよね!?

腹部大動脈もこのスライスで泣く泣く!? 右と左に分かれるんだね（**左・右総腸骨動脈**）。

ちょうどおへそのあたりなのがわかるかな？

その次は

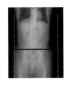
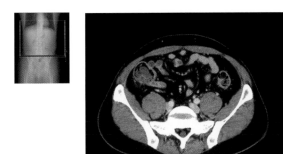
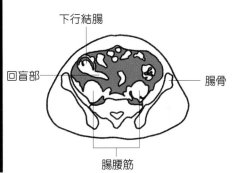

骨盤の骨が見えてきて腹部もいよいよ終盤戦だね。このスライスではちょうど**小腸から結腸に移行**するところだね。

そして

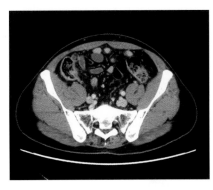
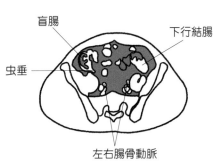

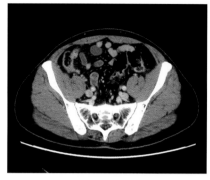
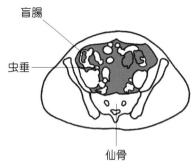

どうしてわざわざこの 2 つのスライスを見せたかっていうと、みんな大好き**虫垂**がある
からだね。

いわゆるアッペだね。アッペの出ているところを**盲腸**っていうよ。

CT だと混乱しちゃうね。

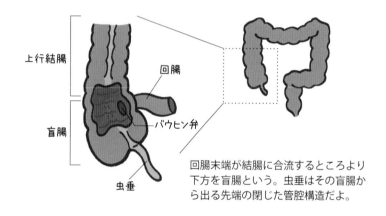

回腸末端が結腸に合流するところより
下方を盲腸という。虫垂はその盲腸か
ら出る先端の閉じた管腔構造だよ。

これですっきりしたかな？　腸管は卒業していよいよ骨盤腔内臓器を見ていこう！

④ 腹部 CT 画像：骨盤腔内 男性編

骨盤腔内臓器は男女で違うから分けて説明しようね。

  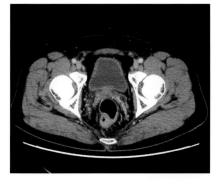

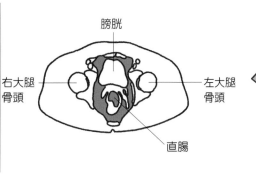

膀胱

右大腿骨頭　　左大腿骨頭

直腸

 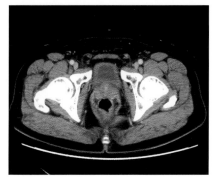

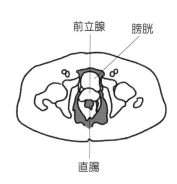

前立腺　膀胱

直腸

一番腹側に見える臓器が**膀胱**だね。

その背側に見えるのが**前立腺**だね。

その前立腺の背側が**直腸**だね。

 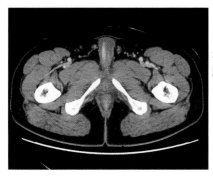

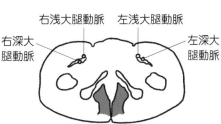

右浅大腿動脈　　左浅大腿動脈

右深大腿動脈　　左深大腿動脈

もちろん陰茎や睾丸は骨盤腔内にはないので、骨盤腔を出ると登場するよん。

⑤ 腹部 CT 画像：骨盤腔内 女性編

女性器は子宮、卵巣、腟とあるけれど、今回は**子宮の位置を確認**しておこう！

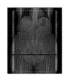
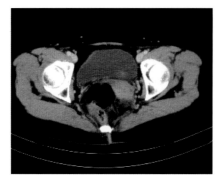
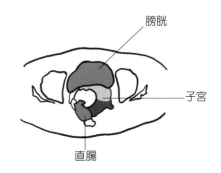

子宮と直腸の間のことをダグラス窩といって、特に外傷診療で超音波を用いて、ここに液体貯留（血液）がないかを見たりするよ。

だから言葉だけでも覚えておくといいよね（p.150）。

卵巣は CT ではわからないことも多いんだ。

卵巣の病気を見つけるのに、**婦人科では経腟超音波や MRI が用いられる**ことも多いよ。

⑥ クイズ腹部 CT 画像：習った名前のおさらいだ！

答えは p.160

第１問

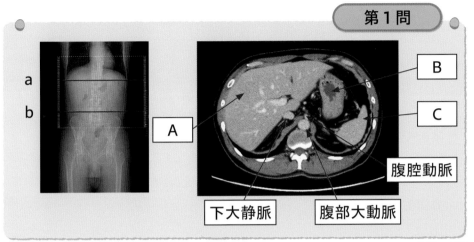

参考 p.120

①右の輪切りの画像を見て、スカウトはａとｂどっちのスライスかな？　正しいほうを選んでね。

② A、B、C にあてはまる適切な用語を書いてみよう。

A（　　　　　　　　）B（　　　　　　　　　　）C（　　　　　　　　）

③次の文章のａとｂから正しいほうを選んでね。

この画像は血管が白く写っているので（a. 単純、b. 造影）CT である。

第２問

① A、B、C、D、E にあては
まる用語を書いてみよう。

A（　　　　　　　　）

B（　　　　　　　　）

C（　　　　　　　　）

D（　　　　　　　　）

E（　　　　　　　　）

②次の文章のａとｂから正
しいほうを選んでね。
腹部 CT では内臓脂肪は
（a. 黒、b. 白）く写る。

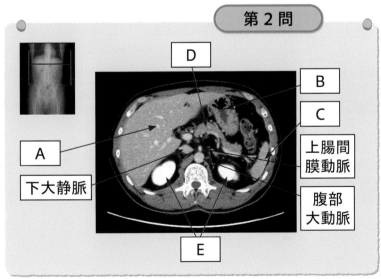

参考 p.120

① A、B、C、D、E にあては
　まる用語を書いてみよう。

A（　　　　　　　　）

B（　　　　　　　　）

C（　　　　　　　　）

D（　　　　　　　　）

E（　　　　　　　　）

② 次の文章の a と b から正
　しい方を選んでね。

　腹部 CT で、空気は
（a. 黒、b. 白）く写る。

第 3 問

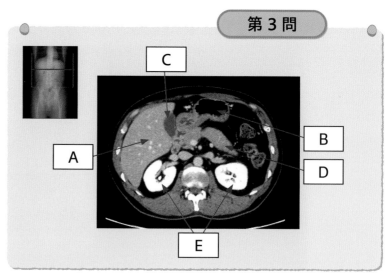

参考 p.121

① A、B、C、D にあてはま
　る用語を書いてみよう。

A（　　　　　　　　）

B（　　　　　　　　）

C（　　　　　　　　）

D（　　　　　　　　）

② 次の（　）に A〜D の中
　から正しいものを 1 つ選
　んでね。

　このスライスで一番肛門
に近い腸は（　　）。

第 4 問

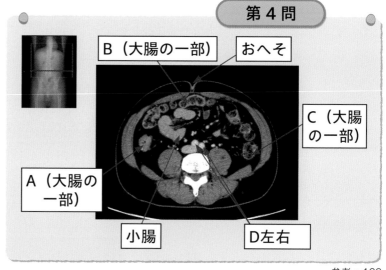

参考 p.122

① A、Bにあてはまる用語
　を書いてみよう。

A（　　　　　　　　）

B（　　　　　　　　）

②次の文章のaとbから正
　しいものを選んでね。

　回盲部（小腸が大腸につ
ながるところ）より（a. 頭
側、b. 尾側）にあるAから
Bが出る。

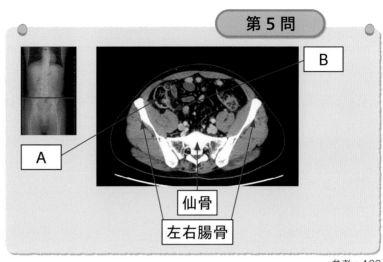

仙骨

左右腸骨

参考 p.123

① A、B、Cにあてはまる
　用語を書いてみよう。

A（　　　　　　　　）

B（　　　　　　　　）

C（　　　　　　　　）

②次の文章のaとbから正
　しいほうを選んでね。

　この画像の方は、生物学
的に（a. 男性、b. 女性）で
ある。

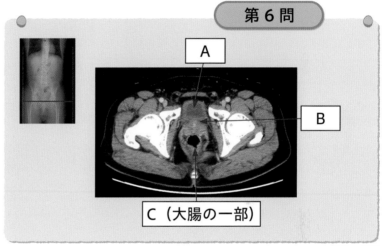

C（大腸の一部）

参考 p.125

① A、B、Cにあてはまる適
　切な用語を書いてみよう。

A（　　　　　　　　）

B（　　　　　　　　）

C（　　　　　　　　）

②次の文章のaとbから正
　しいほうを選んでね。

　この画像の方は、生物学
的に（a. 男性、b. 女性）で
ある。

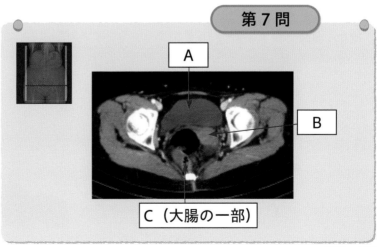

C（大腸の一部）

参考 p.126

腹部CT総論

129

腸閉塞

① 腸閉塞（術後癒着）　もうイレウスって呼ばないで！

26 歳男性、虫垂炎の術後 3 日目（ドレーンあり）。

腹痛と腹満があり。腹部 X 線検査実施。

ニボーを認め、造影 CT 撮影となる。

バイタル：意識清明、血圧 112/62mmHg、脈拍 84/ 分、SpO₂ 97%、体温 38.0℃

ドレーン　　　立位 X 線　　　　ドレーン　　　仰臥位 X 線

立位 X 線の小腸について蛇腹ホースで説明するね。

小腸が閉塞すると腸液が溜まっていくよね。立位で詰まった腸管を撮影すると、**ガスと腸液とで液面形成（ニボー）** するのがわかるかな？　では CT 画像ではどうなっているか。

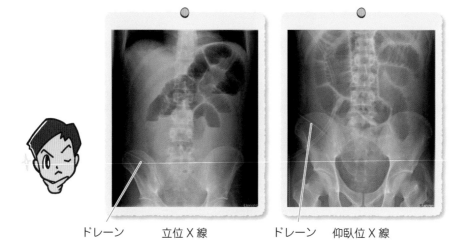

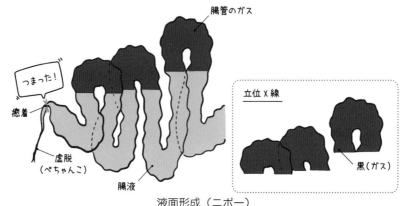

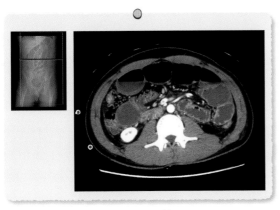
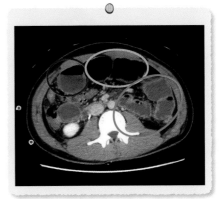

造影 CT 動脈相　　　　　　　　　造影 CT 静脈相

⬭液面形成（ガスと腸液半々）　　⬭ほぼガス　　⬭腸液多め

小腸が張っていて、中に腸液とガスが溜まっているね。

CT は仰臥位で撮影するから背中側に腸液が溜まって見えるね。

閉塞起点は 1 枚の画像ではわかりにくいんだ。小腸を頭側から尾側に向かってていねいに追っていってわかるんだ。放射線科の先生はすごいね〜。

今回は静脈相でも腸管の造影剤による染まりが不良なところはなく（＝血流は保たれている）、**イレウス管による減圧術**になったよ。

無事に治療後、退院して元気に外来に来てくれたみたいだ。その時の腹部 X 線がこれ。

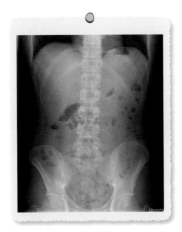
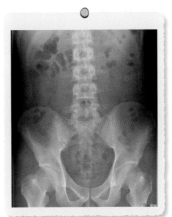

立位 X 線　　　　　　　　　仰臥位 X 線

大腸のガスがところどころ見えているけれど、小腸の液面形成なんかは全部なくなっているね！　めでたしめでたし。

腸閉塞

131

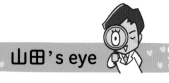

山田's eye

『イレウスと腸閉塞』

言葉の定義を知ろう！　イレウスは「麻痺性イレウス」といって閉塞起点はないけれど、腸の動きが悪くて滞っている場合をさすんだよ。閉塞起点がある場合（今回は術後の癒着）は、「腸閉塞」というんだよ！

現場から、山田です！

『やばい腸閉塞』

まずは、腸管が生きているのかが大事！　腸管が首を絞められたみたいにうっ血し、圧が上がると血流が十分に届かなくなって、腸が壊死してしまうんだ。"絞扼性（こうやくせい）"というね。ここまで至ってしまうと、手術で壊死してしまった腸を切除しないといけないんだ。

画像でいうと、腸管の圧が高まっている証拠として、腹水があるね（超音波や CT がわかりやすいよ）。造影 CT で腸管粘膜の造影効果が弱いと血流が乏しい証拠になるね。次の症例は、腸管が死んでしまっていて一部を切除したよ。

CT で造影効果があっても油断ならない。慌てず、急げ！

② 腸閉塞（右鼠径ヘルニア）　ダチョウじゃないよ脱腸だよ！

ヘルニアは体の一部が所定の場所から飛び出ちゃうことをいうんだよね。
腰のヘルニアは椎間板が飛び出しちゃって痛かったり、しびれちゃったりするんだよ。
今回は腸のヘルニアだね。"脱腸"の方がわかりやすいかな？

80代女性、右の脚の付け根が痛い。
来院3日前から右の脚の付け根にピンポン玉大の腫瘤が触れるのを認識していた。徐々に腹部が張ってきて、触ると痛いため受診。
来院時のバイタル：血圧132/68mmHg、脈拍89/分、呼吸数18/分、SpO$_2$ 96%、体温35.3℃

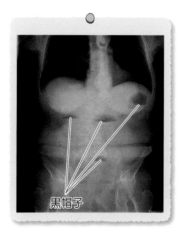

立位X線

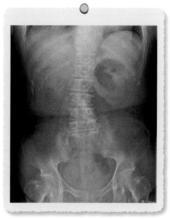

仰臥位X線

前の症例よりガスの量が少ないよね。液体貯留が多いからだよね。黒帽子みたいだよね。

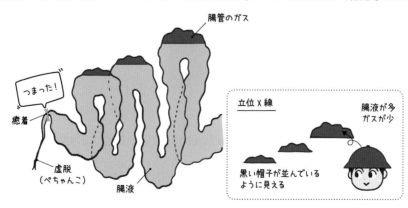

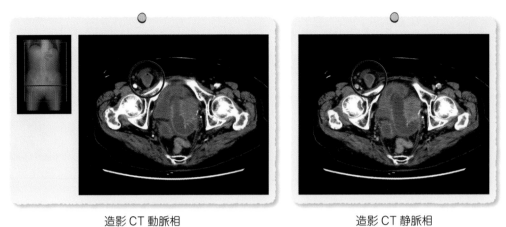

造影 CT 動脈相　　　　　　　　　　　　造影 CT 静脈相

◯鼠径ヘルニア（腹腔内から脱腸）

脱腸してから時間が経っており、**脱腸した小腸の周囲には液体貯留**があるね。**脱腸を閉塞起点として腸閉塞**を起こしてしまっているね。

別のスライス（頭側）を見てみよう。

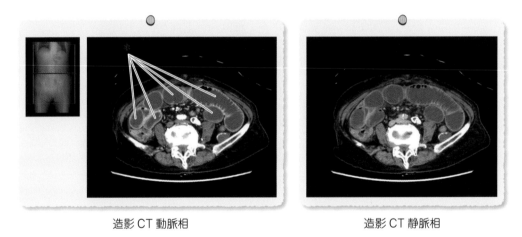

造影 CT 動脈相　　　　　　　　　　　　造影 CT 静脈相

＊ほぼ腸液で満たされている小腸

小腸の中は液体でいっぱいだね〜。たしかに X 線ではほとんどガスが見られなかったもんね！

CT では、腸管の造影効果は保たれているけれど、手術では 3cm くらい小腸が壊死していて切除したよ。

ヘルニアを起こしても**出たり入ったりしている場合は緊急の処置は必要ない**んだ。
嵌頓（戻らなくなる）している場合は、**経過時間が短ければ解除**を試みるし、時間が経っていて**絞扼**（血流が悪くなって壊死）の可能性が高いと緊急で手術になるよん。

134

急性虫垂炎

① アッペンディサイティス（アッペ）　第一楽章

23歳女性、来院当日15時くらいから、心窩部のあたりの違和感があり、その後2回食物残渣を嘔吐。

18時ごろから徐々に右の下腹から下腹全体が痛くなり、持続痛となった。

22時ごろに我慢できなくなって救急外来を受診。

診察では右から下腹部にかけて圧痛あり。妊娠反応陰性。

来院時のバイタル：血圧150/67mmHg、脈拍71/分、呼吸数24/分、SpO$_2$ 98%、体温37.1℃

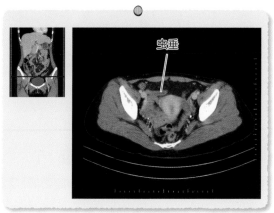

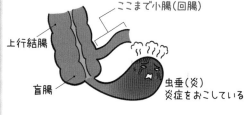

来院時造影CT

アッペもだいぶ市民権を得たようで、ググってみると先頭に出てくるんだね！

もうちょう（盲腸）ってわざわざ言わなくてもいい日も近いね（p.124 シェーマ参照）。

盲腸と虫垂の違いも分かったかな？

いやカタカナでアッペンディサイティス appendicitis（英語で虫垂炎のこと）と書いたら、なんだかクラシックの曲みたい!?

この症例は、次の第二楽章の正常像（男性）に比べるとずいぶん腫れぼったいのがわかるかな？　正常像では中は空気だよね。でもまだ虫垂の原型はとどめているね。

外科の先生に頼んで腹腔鏡で手術してもらったよ。

② アッペンディサイティス（アッペ）　第二楽章

84 歳男性、来院前日からの腹痛あり。

来院当日より、腹部の張りと痛みがさらに強くなり、嘔吐を 4 回ほどしたとのこと。痛みが強く、救急車要請。

右下腹部から下腹部正中にかけて、特に圧痛あり、筋性防御あり。反跳痛あり。

来院時のバイタル：血圧 180/130mmHg、脈拍 98/ 分、呼吸数 30/ 分、体温 37.5℃

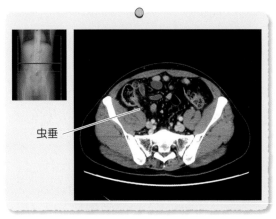

虫垂

造影 CT 正常像例

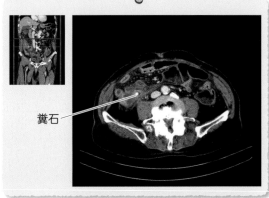

糞石

来院時造影 CT

腹水も出ているし、なんだか虫垂の周囲が追いにくいよね。

内臓脂肪は黒く写るけど（p.119 参照）、白っぽいよ。あやしい雲行き、脂肪織！

腹水をみるときは、女性では子宮と直腸の間（ダグラス窩）、男性は膀胱と直腸の間がわかりやすいよ。

この患者さんの場合は**糞石**（ふんせき）といって白いキラッと光るものが見えるね〜。

石が詰まって感染、炎症が起こっているんだね！

腹膜炎も併発していてすぐに手術してもらったよ〜。

小腸もなんだか腫れぼったいって？

腹膜炎で動きが悪くって、ねじれたり、詰まったりしていないのに腫れぼったいんだ。**(麻痺性) イレウス**っていうよ。

この患者さんも、食事をしたり、おならやうんちが出たりといった当たり前のことができるまでにずいぶん時間がかかっていたよ。

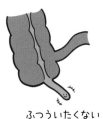

ふつういたくない

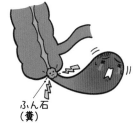

ふん石
（糞）

消化管穿孔（上部：十二指腸）

 ① おなかに穴あいた〜

35 歳男性、来院 3 日前から嘔気があった。

来院 4 時間前から臍部の強い痛みが急に出現し、収まらないため奥様と一緒に来院。

黒色便、血便なし。嘔気はあるが嘔吐なし。

来院時のバイタル：血圧 99/72mmHg、脈拍 70/ 分、呼吸数 20/ 分、SpO₂99%、体温 37.2℃、 診察では腹部は板状硬。

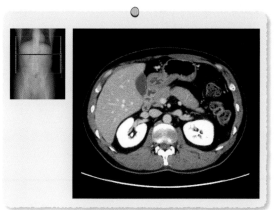

造影 CT 正常像例

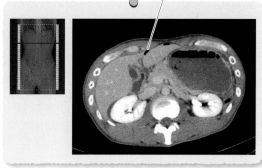

来院時造影 CT

肝臓の前面に黒い泡（＊）のようなものがわかるかな？

空気も脂肪も CT では黒く写るから間違えやすいんだ。気を付けて！ **腹腔内フリーエア**っていうね。

別のスライスで、**十二指腸の壁が破れてそこから空気が漏れ出ている**という読影結果だったよ。さすが放射線科の先生だね。

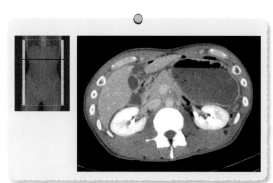

来院時造影 CT

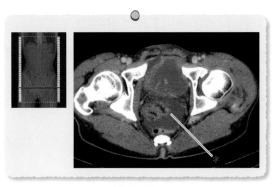

造影 CT

直腸の周りには液体が溜まっている（＊）のがわかるね。

夜中の救急外来に救急車ではなく来院。**おなかを触ると硬い（板状硬）**！ときたら、**腹膜刺激症状あり**と判断し、腹膜炎を疑うんだったね。
今回は**十二指腸潰瘍穿孔による汎発性腹膜炎**（パンペリ＊）だったよ。

夜遅かったけれど、すぐに手術（腹腔鏡を用いて穿孔部縫合術をしたって）になって、10 日後には退院できたよ。
退院後の内視鏡検査でピロリ菌感染の疑いが強いから、精密検査を近所のかかりつけ医師に診てもらう段取りになったよ。

＊パンペリ（Panperitonitis）：汎発性腹膜炎の英語を略してこう呼ばれることもあるよ。

汎発性（はんぱつせい）
とは、いたるところに
発生するという意味だよ。

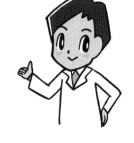

急性膵炎

① おなかの中が大やけど

85 歳男性、上行結腸癌、胃癌内視鏡手術後。

来院当日 2 時間前より心窩部痛があり、徐々に増強してきた。持続痛で改善せず、嘔吐も何度かしたため救急搬送。

飲酒はしない。

来院時のバイタル：血圧 160/86mmHg、脈拍 50/ 分、呼吸数 24/ 分、SpO₂ 97%、体温 36.5℃、アミラーゼ高値

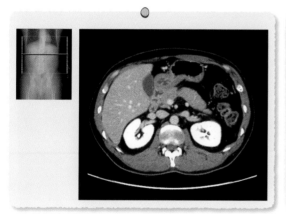

造影 CT 正常像例

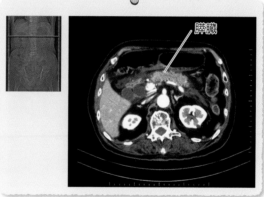

膵臓

来院時造影 CT

膵炎はアルコールや胆石が原因になることが多いよ。

炎症が起こるとおなかの中は大やけど！　**周りの脂肪を溶かしてしまって**（膵液は脂肪の消化吸収を助けるからね）、あやしい雲行きではなくて、あやしい脂肪織になるよ。

脂肪は CT では黒く見えるのだけど、もやもやと白っぽく見えるよね。

また周りに水がたまっていて腎臓の前まで来ているね。

膵炎の「CT の重症度分類」もあるから、先生に聞いてみてね。

大やけどしているわけだから、**絶食にして、タップリ補液を**してあげてね〜。

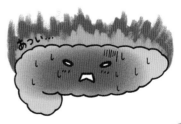

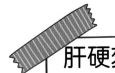

肝硬変

① 大きなおなかの正体は？　肝臓硬いとカエル腹 !?

70 歳女性、2~3 カ月前より家族から見て元気がなく、食欲も落ちていた。

2~3 週間前よりさらに食事量が落ちて、尿量も低下していた。

家族が腹部の膨満に気づき病院受診。

来院時のバイタル：血圧 147/108mmHg、脈拍 102/ 分、呼吸数 20/ 分、SpO$_2$ 93%、体温 37.0℃

超音波検査で大量のエコーフリースペースあり。

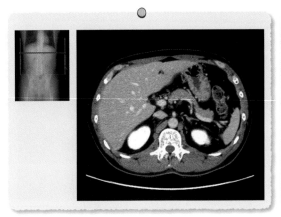

造影 CT 正常像例

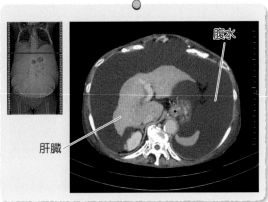

来院時造影CT

左の位置決めのための画像（スカウト）だけでもおなかが大きいのがわかるね。

肝臓や脾臓の周囲に**灰色の均一なもの**がわかるかな？

正常と見比べるとわかりやすいよね！

これは全部 **"腹水"** なんだ。

肝臓が悪くなるとアルブミンという蛋白が作れなくなって、水分が染み出ちゃうんだよね（ネフローゼも蛋白尿で、アルブミンを失ってむくむんだったね）。

結 石

① 石と言えば、これ！ 尿管結石（1）

75 歳男性、回盲部の手術後。

来院前日の明け方に右わき腹の違和感、夕方には痛みが腰や背中にあり、痛み止めを飲んだ。

翌日になっても右腰のあたりの痛みが消えずに受診。

痛む位置が少し下方へ移動しているとのこと。

診察では右の CVA（肋骨脊椎角）に圧痛がある。

来院時のバイタル：血圧 130/88mmHg、脈拍 78/ 分、呼吸数 18/ 分、体温 36.5℃

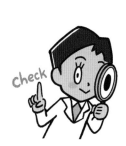

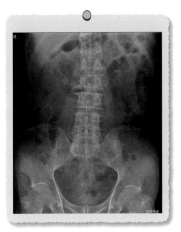

来院時 KUB（腎尿管膀胱単純撮影）

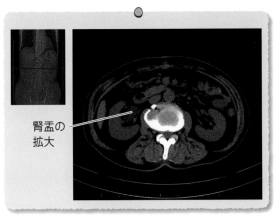

腎盂の拡大

来院時造影 CT

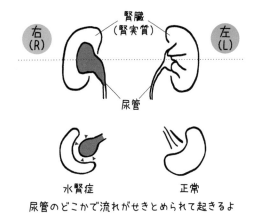

右(R)　左(L)

腎臓（腎実質）

尿管

水腎症　　　　正常

尿管のどこかで流れがせきとめられて起きるよ

141

左右の**腎臓の中央**（**腎盂**って呼ばれているよ）が、腫れ
ぼったいのがわかるかな？
いつでも右と左を比べてみよう！
これを**水腎症**っていうよ。覚えておこう！

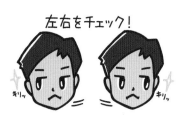

左右をチェック！

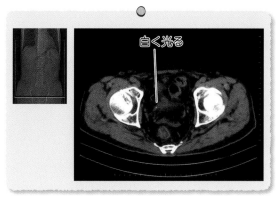

白く光る

造影 CT

ずっと尾側（おしりのほう）に向かって腫れぼったい尿管を追っていくと、キラッと光る
あいつがいるよね！　今回は**膀胱との移行部に小さく白く光るもの**があるね。
CT では確認できるけれど前ページの KUB（腎尿管膀胱単純撮影）ではどうかな？　こ
んなに小さいし、見えないよね。だから、KUB でないからといって石がないとは言いき
れないんだ。
白く光るものは、そう、**尿管結石**！
CT で白いのは、骨（石灰化や石）、造影剤だったよね。
これがまた痛いんだ！（僕はないけれど、後輩も先輩も経験あり。とても身近な疾患だよ）
明け方によく、わき腹痛、背部痛、下腹部痛で来院することが多いね。
ベッドサイドで医師が超音波を当てていたら「水腎あります？」なんて聞けるといいよ
ね！

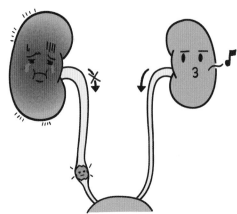

② 石と言えば、これ！ 尿管結石（2）

68歳女性、朝方4時過ぎに右の下腹部痛と背部痛を自覚し、目が覚めた。

痛みは波があるがゼロにはならない。

痛いときは冷や汗もでた。

右のCVA（肋骨脊椎角）叩打痛あり。

来院時のバイタル：血圧150/69mmHg、脈拍60/分、呼吸数20/分、SpO$_2$ 98%

超音波検査で右の水腎、尿検査では血尿を認めた。

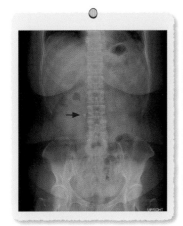

来院時KUB

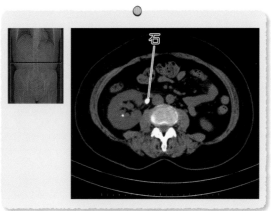

来院時造影CT

この症例の石は大きいね〜。1.0cmくらいあるので、KUB（腎尿管膀胱単純撮影）でも（↑）見えているんだ！　腹部CTでは**水腎症**と**結石**を確認できた？

石が大きかったため、痛み止めを処方しつつ患者さんには泌尿器科の外来に通院してもらったんだ。**2週間後でも排石が困難で、経尿管的に石を割って回収**したよ（入院したうえでね）。1cmを超えるような大きい石は、こんな風にして泌尿器科の先生の力が必要になる時があるよ。

現場から、山田です！

『腎結石』

尿管結石は痛いのだけど、腎結石（まだ尿管に落ちていない）は自覚症状がほぼないよ。

③ 石と言えば、これ！ 結石性腎盂腎炎

50 歳女性、脳の病気があり、ほぼ寝たきり。意思疎通は図れる。

来院当日の朝から微熱、食欲低下あり、昼には 39℃ に上昇し、いつもより意識がボーッとしている印象、夕方には嘔吐し、寒気を訴えたため救急車要請。

来院時のバイタル：GCS E4V4M6、血圧 100/56mmHg（経過中、収縮期血圧 86 まで低下）、脈拍 107/ 分、呼吸数 28/ 分、体温 41.3℃

超音波では、左に水腎を認める。

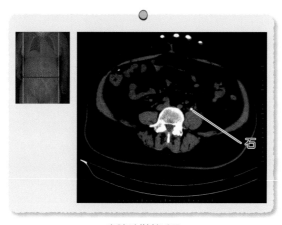

来院時単純 CT

腎臓はいつでも
右と左を比べて
みよう！

勘のいいみんなは、わかっちゃうよね～。

熱があってボーッとしていて、脈と呼吸が速くて、血圧が落ちてきた…。

敗血症性ショックだね。

この症例は、画像だけでは「石だけなのか」「石と感染が合併しているのか」の判別は難しいよ。

検査が済んだら抗菌薬を投与して（ASAP：as soon as possible、なるはやで）、泌尿器科の先生にお願いしなくちゃ。

まずは尿の流れをよくするべく、カテーテルを入れてもらったよ（ダブルジェイカテーテル）！

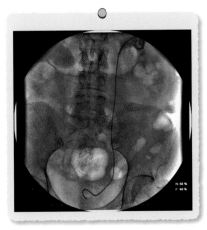

カテーテル挿入後

泌尿器科の先生、ありがとう！

尿培養からも血液培養からも同じ菌が生えたよ。

そして、患者さんは元気に退院していったよん。

尿管結石は痛いだけでなく、こんな合併症もあるからね。

尿管結石の患者さんを帰宅させるときは、発熱、悪寒戦慄があったら泌尿器科の先生のところへ「すぐ行ってね」って伝えよう！

現場から、山田です！

『閉塞のある感染症』

本書では石が悪さをしているパターンを 3 つ紹介しているね。

●糞石のある虫垂炎

●結石性腎盂腎炎

●胆石胆嚢炎・胆管炎

どれも、緊急性が高く、手術やドレナージが必要なんだ！　虫垂炎だったら消化器外科の先生、胆石胆嚢炎・胆管炎ならば消化器内科・外科の先生、結石性腎盂腎炎ならば泌尿器科の先生の「腕」が必要なんだ。

全身管理をしながら（抗菌薬はなるべく早く入れてしまいたい！）、手術に備えなきゃ！　慌てず、急げ！

④ 石と言えば、これも！　胆石胆嚢炎

75歳男性、COPD、陳旧性心筋梗塞、肝硬変の既往。

来院前日の夜に心窩部から右の季肋部の違和感あり、当日には持続痛に変わり嘔気も伴ったため来院。

黄疸はなく、右の季肋部に圧痛あり、Murphy徴候*陽性。

来院時のバイタル：血圧160/100mmHg、脈拍83/分、呼吸数24/分、体温36.5℃

* Murphy徴候：胆嚢の疾患を疑ったとき、右季肋部を圧迫しながら患者に深呼吸をしてもらうと、痛みのために吸気が止まってしまう徴候のこと。

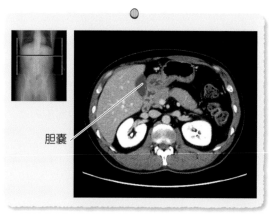

造影CT正常像例

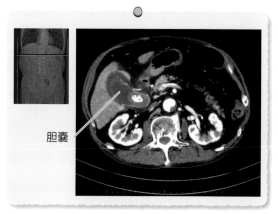

来院時造影CT

胆嚢がぷっくり腫れていて、胆嚢の壁は厚く、周りももやもやとあやしい雲行きならぬ**あやしい脂肪織**…。

胆嚢頸部には白く結石がはまり込んでいるのがわかるね！

来院直後は炎症反応も高くなく、**抗菌薬**治療が開始されたよ。

でも石がはまり込んでいて徐々に炎症反応が高くなって、**ドレナージ**をしたんだ（肺や心臓の持病があって全身麻酔での手術は危険と判断）。

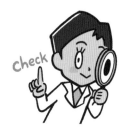

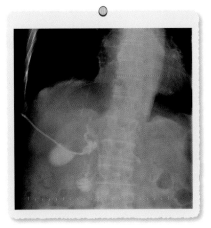

カテーテル挿入

結石

現場から、山田です！

『胆囊炎・胆管炎』

とってもよく似た二つの疾患。原因は胆石のことが多いし、真ん中の漢字が違うだけだよね。

でも治療のアプローチが違うんだよね。

胆「囊」炎の場合は胆囊を取る「手術」を選択するよね。

胆「管」炎は胆管の中を掃除するために、「内視鏡」の治療が選択されるよ。

石が詰まってしまった場所で炎症の起こる部位が違うからね〜。

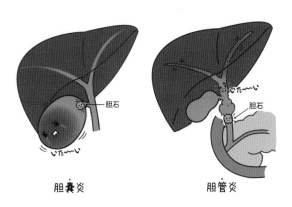

胆囊炎　　　　　　　　胆管炎

147

外傷性肝臓破裂

① 肝臓ぱっかーん、それはあっかーん!?

63 歳女性、来院当日に 2 時間の仮眠後、新聞配達へ。

居眠りしてしまい、気づいたら電柱の前だった。シートベルトなし。

来院時のバイタル：血圧 204/130mmHg、脈拍 63/ 分、呼吸数 20/ 分、SpO$_2$ 99%、体温 36.5℃

超音波検査でモリソン窩、ダグラス窩にエコーフリースペースあり。

緊急で CT へ。

バイタルサインは悪くなかったけれど、搬送時のベッドサイドでの超音波検査の **FAST**（ファストと呼ぶよ。解説はのちほど）を行い、外傷性の腹腔内出血が疑われて造影 CT を撮影したよ。

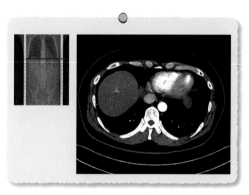

造影 CT 正常像例

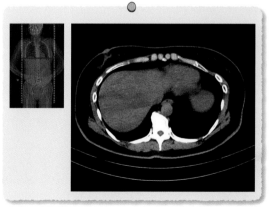

来院時単純 CT

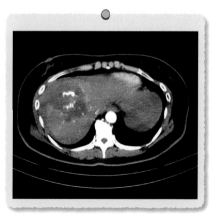

来院時造影 CT

肝臓の中に白く光っているのが造影剤だね。

単純 CT ではここまではわからないよね（なんとなく肝臓が不均一で暗い感じはするけどね）。

肝臓がぱっかーんしてしまっていて**血管が破れている**んだ。

「**エクストラあり**」なんて言葉が飛び交うよ（解説はのちほど）。

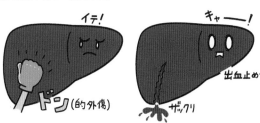

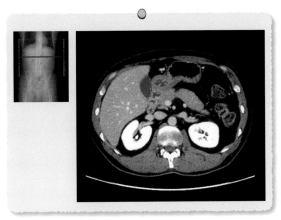

造影 CT 正常像例

来院時造影 CT

出血

肝臓の脇にも普段はないスペースがあって、これは漏れ出た血液なんだ。いよいよあっかーんてなもんだ（しつこくてごめん）。

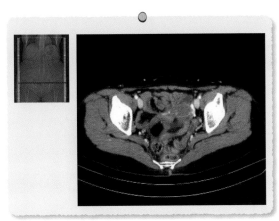

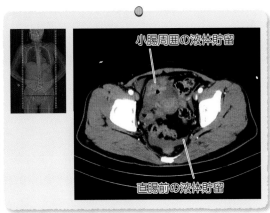

造影 CT 正常像例

来院時造影 CT

小腸周囲の液体貯留

直腸前の液体貯留

149

直腸の前や子宮の前にも液体がたまっているのはわかるかな？

正常を何度も見てきたあなたならわかるはず !?

最初の超音波でわからなくても**出血が徐々に増えているようなら危険**だぞ！

輸血の準備だ──── ！

出血となると放射線科の先生の出番（バイタルや損傷の度合いで外科の先生が手術すると
きも。施設によっては転院なんてことも）！

アンギオ検査（血管造影検査）（アンギオって言うことが多いかな。検査と並行して血管
を詰めて止血するような血管内治療もするよ。p.29 参照）をして、造影剤の漏出（**血管
外漏出**というよ）を見つけて**塞栓術**（詰めるのね）をしてくれたよ！

こんな風に治療戦略が関わってくるから、**造影 CT で血管がやられていないかを見ること
は大事**なんだね。

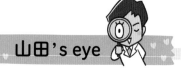

『FAST』

FAST は Focused Assessment with Sonography
for Trauma の略語で、直訳すると「外傷に対する
超音波による焦点を絞った評価」なんだ。

心窩部、肝腎境界（モリソン窩）、脾臓周囲、膀胱
直腸窩（膀胱子宮窩〔ダグラス窩〕）といったとこ
ろにフォーカスを絞って**外傷性の腹腔内出血**がな
いかどうかを検索するんだ！

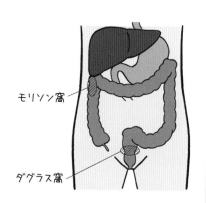

モリソン窩

ダグラス窩

『エクストラ』

造影 CT 検査で、技師さんや医師が「エクストラあるね」といったら、大変だよ！
決してわき役の意味じゃないよ。血管外（漏出）の英語 Extravasation から派生して
いて、血管が破綻していて、造影剤が漏れ出ているという意味だからね！　輸血、手
術やアンギオ（血管内治療）を要することが多いから、みんなで協力して慌てず、急
げ（何回目だ？）！

脾臓損傷

 ① 脾臓にヒービー

22 歳女性、彼氏の家で寝ていたが起こされて、時間も遅いのでと自宅へ帰宅途中だった。約 40km/ 時で走行中、居眠りしてしまい電柱に激突。

自力で脱出し、自ら救急車要請。

救急救命士から、左のわき腹を痛がっているとの報告あり。

来院時のバイタル：意識清明、血圧 100/60mmHg、脈拍 74/ 分、呼吸数 20/ 分、SpO₂97 ％、体温 36.8℃

FAST 陽性（ダグラス窩）で緊急造影 CT へ。

僕も若いころは女の子のおうちでご飯食べて、テレビ見て、長居して…。おっと、淡い思い出に浸っている場合ではないようだね（この情報、ダレ得？）。

FAST 陽性だもんね（FAST については前ページ参照）。

早速造影 CT を見てみよう！

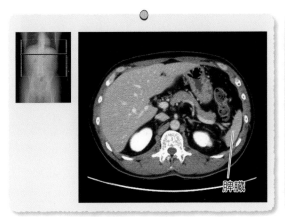

造影 CT 正常像例

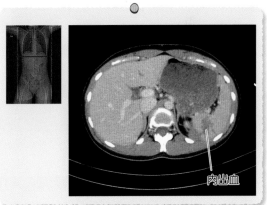

来院時造影 CT

脾臓の中に黒く抜けている部分があるのがわかるかな？

脾臓にヒビが入っちゃってるんだね。

その近くでは**脾臓の外に血液が漏れ出ている**のもわかるかな？

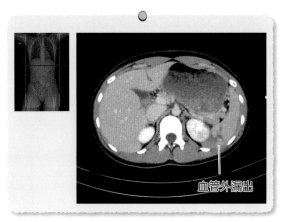

造影 CT

血管外漏出もあって脾臓の中に造影剤の白いのが見えるよね！

バイタルは幸い安定しているけれど、放射線科の先生に**アンギオ検査**（血管造影検査）をお願いしたよ。

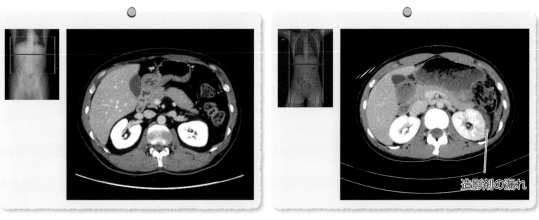

造影 CT 正常像例　　　　　　　　　　　　造影 CT

そして、**左の腎臓の外側に白い造影剤の漏れ**がわかるかな？

周囲にも出血していて右の腎臓にはない液体貯留が見えるね。

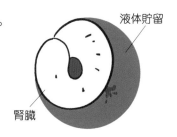

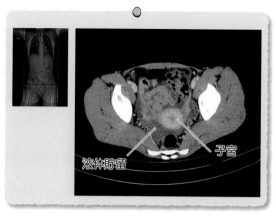

造影 CT

さらに、**子宮の前後にも液体貯留**があって、この量はおかしいね！

腹水よりは色が濃くて出血なんだ。

この液体貯留を FAST の超音波でとらえたんだね。

ダグラス窩って名前ももう覚えちゃったかな？　すごいぞ！

放射線科の先生がアンギオをしてくれた結果、

腎臓は自然に止血していたんだけど（表在性損傷ですんでいた）、脾臓は血管外漏出が持

続していて（**深在性損傷**、奥までヒビいってた）**塞栓術の適応**になったんだ。

出血の勢いを止めることができて、後日の造影 CT では出血はなく、大きく腹部を開ける

ような手術にはならなかったよ。よかったね〜。

現場から、山田です！

『FAST（外傷時超音波検査）が役に立つ』

外傷のショックの患者さんを診るときには、出血をまず考えよう！

外傷性ショックの 90% は出血性ショック！

どこから出るかって？

胸、腹、骨盤（いわゆる体幹部）なのよん。

頭って思った？　頭だけではショックにならないことが多いよ。

体幹部の出血、大量血胸や腹腔内出血を見つけるのに役に立つのが超音波なんだ。

（単純 X 線と CT の本なのに !?）

先生が FAST していたら、「出血ありそうですか？」と聞いてみよう。

脾臓損傷

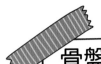

骨盤骨折

① 外傷性出血の三大原因の最後の刺客（胸・腹・"骨盤"）！

30 歳男性、バイクで 60km/ 時で走行している際に、右折してくるトラックと衝突！
右脛骨腓骨の開放性骨折があり救急搬送となる。
来院時のバイタル：血圧 114/69mmHg、脈拍 107/ 分、呼吸数 24 回 / 分、SpO₂ 94%、体温 36.0℃
「右足イッてー」と叫んでいる！！

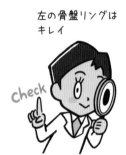

左の骨盤リングは
キレイ

Check

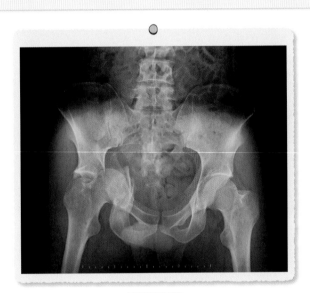

骨盤部 X 線

外傷の時には、"ポータブル" X 線として胸部と骨盤部を撮影してもらおうね。放射線技師さんに来てもらうんだ。

骨盤は円いリングのようにぐるっと一周あるので左右対称かどうかや、**リングがゆがんでいないかをチェック**しているんだよ。

骨盤骨折では、骨盤部はもとより、そこを栄養する血管が破綻して大出血！となると**出血性ショック**になっちゃうよ〜。

この症例では右の足の付け根の部分が激しく破壊されてしまっているね…。
JATEC や JNTEC として外傷初期診療は標準化されているよ（p.156 参照）。正しくビビれるようにしよう！

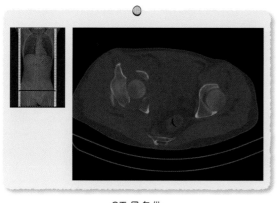 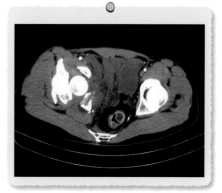

CT 骨条件　　　　　　　　　　　　　造影 CT（動脈相）

骨盤 X 線でも明らかだったけれど、**股関節が激しく割れてしまっている**よね。

幸い造影剤の血管外漏出はなさそうだね。

でも整形外科の先生は真っ青だね…。

人が立ったり歩いたりするときに荷重がかかる大切な関節がやられてしまっ

ているからね。

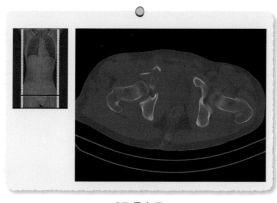 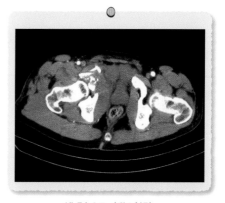

CT 骨条件　　　　　　　　　　　　　造影 CT（動脈相）

大腿骨の頸部には骨折はなさそうだね。

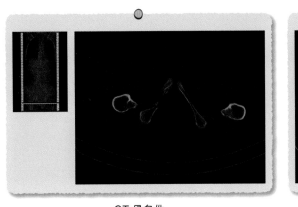

CT 骨条件

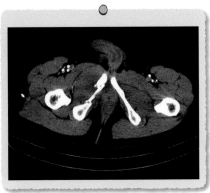

造影 CT（動脈相）

恥骨や坐骨の骨折は見逃されがちだよね。恥骨や坐骨だけだと手術になることは少ないよ。骨盤の X 線で、ここの骨折気づいたかな？　2 つ目や 3 つ目の骨折って見逃されがちなんだよね（自戒を込めて）。

若い患者さんとはいえ、脈が速く、予断は許さないよね。**外傷性ショックの 90% は出血性ショック**なんだ。

開放性骨折があって、そこを痛がっていると、どうしてもそこに目が行きがちだよね。痛そうで叫んでいる患者さんを見ると焦っちゃうしね…。

そんな時には **JATEC**[*]や **JNTEC**[**]では **Primary survey の ABCDE アプローチ**があるよ。

A（Airway：気道）、B（Breathing：呼吸）、C（Circulation：循環）、D（Dysfunction of CNS：中枢神経障害）、E（Exposure and Environment：脱衣と環境） と順を追って（まぁ、ほぼ同時並行だけど）体系的にチェックしていこう！

骨盤部は C の循環（ショック）に関わる部位で必ず診察、骨盤 X 線（ポータブル）で確認しよう。

[*] JATEC（ジェイエーテックって読むのね。Japan Advanced Trauma Evaluation and Care：外傷初期診療ガイドライン日本版）

[**] JNTEC（ジェイエヌテックっていうよ。Japan Nursing for Trauma Evaluation and Care：外傷初期看護ガイドライン）

① 左（多分）下腹部痛　卵巣腫瘍茎捻転

53歳女性、来院5時間前からの急な下腹部の痛み、嘔吐が1回あった。

持続痛で徐々に強くなり、痛みスケール2/10から8/10まで増強し来院した。

痛みで過換気気味である。

来院時のバイタル：血圧140/95mmHg、脈拍63/分、呼吸数30/分、SpO_2 99%、体温36.6℃

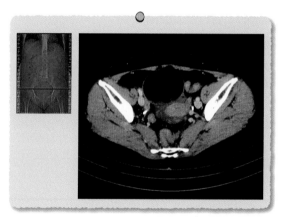
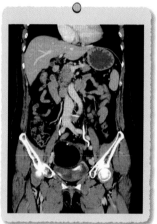

来院時造影CT

すでに閉経している患者さんで、**超音波でも下腹部に腫瘤**のようなものが見えていたんだって。

こんな大きなものがおなかにあったら気づきそうなものだけど、徐々に徐々に大きくなっているし、腫瘤だけでは痛くもかゆくもないから本人は全く気付かなかったんだって。

ぼくも下っ腹が徐々に大きくなってきているから…卵巣腫瘍かしら!?（ただのビールっ腹です。失礼しました）

この**卵巣腫瘍**がおなかの中で何かの拍子にゴロンと転がって、**卵巣を出入りしている血管がねじれてしまう**ことがあるんだ。そうすると首を絞められたみたいになって、急な痛みが出だすんだね。**痛みはあまり波がなくずーっと痛いん**だ。この患者さんのように吐いちゃう人もいるよ。

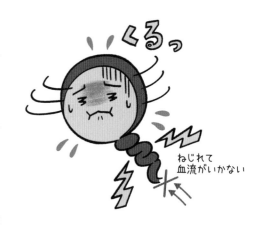

ねじれて
血流がいかない

卵巣腫瘍の茎捻転（けいねんてん）は血流が乏しくなって造影剤で染まりにくくなるときもあるけど、放射線科の先生でないと読影はなかなか難しいね…。

婦人科の先生にお願いして**超音波検査をしてもらって手術**になったよ。
妊娠可能年齢を過ぎても、不正性器出血がなくても、こんな婦人科の病気もあるんだね。

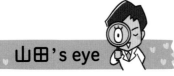

山田's eye

『卵巣腫瘍』

今回の卵巣腫瘍は、成熟奇形腫と言われるものなんだ。
黒い丸の中に白く光っているのはおそらく歯じゃないかな？　髪の毛なんかが含まれていることもあるよ。
ちょっと古いけれど、有名な『ブラックジャック』のキャラクターのピノコはブラックジャックが奇形腫をもとに作り出したんだ！　知ってた〜？

② 妊娠はしていません（多分）　異所性妊娠

39歳女性、来院1時間前からの急な下腹部の痛み、嘔気あるが嘔吐なし。

持続痛で表情は苦悶様。

超音波では腹水が認められた。

来院時のバイタル：血圧90/56mmHg、脈拍110/分、呼吸数24/分、SpO₂98%、体温36.5℃

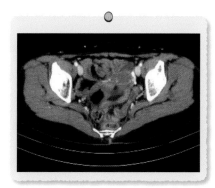

造影CT 正常像例

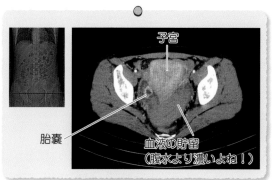

子宮

胎嚢

血液の貯留
（腹水より濃いよね！）

来院時造影CT

妊娠反応が陽性で、異所性妊娠の可能性が高く、婦人科の先生が造影CTをオーダーして撮影したんだ。

腹水があって、妊娠反応陽性と合わせて"クリっとした造影効果があるもの"が胎嚢と推定できたんだ。

よくよく話を聞くと、「2カ月前は生理があったけれど、先月はなし」。

今月に入って10日以上持続する生理があって「変だな～」と思っていたとのこと。

それは生理ではなく**不正性器出血**だ！

性交渉のことなんかは、まず初対面で本当のことは言いにくいよね（性交渉だけでなく、飲酒の量、たばこのことなども相手が医者だと本当のことは言いにくい）。飲酒量ですらちょっと少なめに申告しちゃうもんね!?

若い先生が妊娠反応を取ることを躊躇（ちゅうちょ）していたら、尿検査やβhCGの検査をそっと勧めてほしいな。

輸液をして血圧が保てたから、輸血の準備をして緊急手術になったよ。

若い女性の下腹部痛ときたら、絶対におさえておきたい病気だね!!

● クイズ腹部 CT 画像の解答

第 1 問

①a．頭側のスライスだね！

②A：肝臓、B：胃、C：脾臓

③b．血管を白く染めるものが造影剤だったね。

第 2 問

①A：肝臓、B：胃、C：脾臓、D：膵臓、E：腎臓

②a．「脂肪」は「黒」く写るんだね。

第 3 問

①A：肝臓、B：胃、C：胆嚢、D：膵臓、E：腎臓

②a．「空気」も「黒」く写るんだね。

第 4 問

①A：上行結腸、B：横行結腸、C：下行結腸、D：総腸骨動脈

②C．うんちの旅は、上行結腸→横行結腸→下行結腸→S 状結腸→直腸 だったよね。

第 5 問

①A：盲腸、B：虫垂

②b．盲腸の端から伸びているのが虫垂だね。

第 6 問

①A：膀胱、B：前立腺、C：直腸

②a．前立腺があるからね。スカウト画像に陰茎も写っているね。

第 7 問

①A：膀胱、B：子宮、C：直腸

②b．子宮があるからね。

著者紹介

山田直樹 （やまだ・なおき）

福井大学医学部附属病院 救急総合診療部 助教

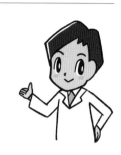

千葉県生まれ・千葉県育ち
2006 年　　　　福井大学医学部卒業
2006〜2013 年　沖縄県立中部病院で初期研修、救急後期研修修了、救急科配属。
2013 年 4 月〜　現職

○資格・学会
　日本救急医学会専門医、日本内科学会総合内科専門医
　日本プライマリ・ケア連合学会、日本医学教育学会

寺澤秀一先生・林 寛之先生にあこがれ、救急の道へ。
まだまだ若い気でいたらすでに医師十数年目…。
たくさんの優しい看護師さんや私よりよっぽど大人な若い先生たちと、日夜救急外来で診療中！
笑いやユーモアが組織文化を豊かにし、学ぶ人の助けに、患者さんのためになると信じて、
大学院生としても格闘中！（そんなの研究しているのは私だけ !?）

あたま むね はら エックス せん シーティー が ぞう ちょうせん ちょうにゅうもん

頭・胸・腹X線・CT画像に挑戦！－ナースのための超入門

2023年9月1日発行　第1版第1刷

著　者	やまだ なおき 山田 直樹
発行者	長谷川 翔
発行所	株式会社メディカ出版 〒532-8588 大阪市淀川区宮原3-4-30 ニッセイ新大阪ビル16F https://www.medica.co.jp/
編集担当	石上純子
装幀・イラスト	WATANABE Illustrations
組　版	株式会社明昌堂
印刷・製本	株式会社シナノ パブリッシング プレス

ISBN978-4-8404-8194-6　　　　　　　　　　　　　　Printed and bound in Japan

当社出版物に関する各種お問い合わせ先（受付時間：平日9：00～17：00）
●編集内容については、編集局 06-6398-5048
●ご注文・不良品（乱丁・落丁）については、お客様センター 0120-276-115